实用中医肿瘤治疗学

吴瑞谦　主编

汕头大学出版社

图书在版编目（CIP）数据

实用中医肿瘤治疗学 / 吴瑞谦主编 . -- 汕头 ： 汕
头大学出版社，2022.7
ISBN 978-7-5658-4736-3

Ⅰ．①实… Ⅱ．①吴… Ⅲ．①肿瘤－中医治疗法
Ⅳ．① R273

中国版本图书馆 CIP 数据核字（2022）第 134547 号

实用中医肿瘤治疗学

SHIYONG ZHONGYI ZHONGLIU ZHILIAOXUE

主　　编：吴瑞谦
责任编辑：邹　峰
责任技编：黄东生
封面设计：中图时代
出版发行：汕头大学出版社
　　　　　广东省汕头市大学路 243 号汕头大学校园内　邮政编码：515063
电　　话：0754-82904613
印　　刷：廊坊市海涛印刷有限公司
开　　本：710mm × 1000mm　1/16
印　　张：7.75
字　　数：130 千字
版　　次：2022 年 7 月第 1 版
印　　次：2023 年 4 月第 1 次印刷
定　　价：158.00 元
ISBN 978-7-5658-4736-3

前　言

　　癌症是严重威胁我国居民健康和阻碍社会经济发展的重大疾病。它与糖尿病、心脑血管病和慢性呼吸道疾病一并被世界卫生组织（WHO）列为当今全球四大慢性疾患。据统计，恶性肿瘤已成为我国城乡居民死亡的首因。世界卫生组织公布的数据显示，2020年全球新发癌症患者1929万，其中中国目前每年新增癌症患者约457万，因癌症死亡300万，每年造成超过千亿经济损失。由于社会老龄化加快，环境污染，加之居民科学素养及健康意识低下，癌症危险因素广泛持续存在，发病率和死亡率呈上升趋势，形势十分严峻。城市地区肺癌、女性乳腺癌、结直肠癌高发；农村地区消化道肿瘤如胃癌、肝癌、食管癌高发。男性癌症发病率和死亡率均高于女性。癌症发病呈年轻化趋势。40岁之后发病率和死亡率呈快速上升，到80岁左右达高峰。居民每死亡5人中，即有1人死于癌症。恶性肿瘤不仅危及个体生命和健康，而且给家庭、社会和经济发展等带来巨大的影响。防治肿瘤已成为全球医学领域的重要课题和艰巨任务。

　　近年来肿瘤诊断标准化、治疗个体化的理念在东西方医学中已基本达成共识。采用多学科综合治疗手段，使临床疗效得以改观。手术治疗、放射治疗、化学治疗、生物治疗、中医药治疗等各展所长、优势互补，使越来越多的肿瘤患者获益。其中，中医药治疗作为中国传统医学的特色疗法，在当今恶性肿瘤的综合治疗中发挥着巨大的作用。

　　中医学典籍浩如烟海，其中有大量关于肿瘤防治的论述，而且能收集到大批行之有效的方剂。可见古人对恶性肿瘤有较深入的认识。近年来，经过中医、中西医结合学者的不懈努力，中医药治疗恶性肿瘤逐步科学化、规范化。全国多家牵头单位和数十家协作单位通力合作，经过对诊疗方案的多次梳理、反复验证，最终形成一批切实可行的中医诊疗规范和临床路径，为制订中医肿瘤防治标准化奠定了基础。相信在优越的社会大环境之下，以突出中医特色和优势，"辨证与辨病相结合，内治与外治相结合，整体与局部相结合"的肿瘤综合治疗方针会得以更好的贯彻落实，中医药在防治恶性肿瘤方面的能力和服务水平将会大幅提升。

本书的编写立足中医理论，在深入研究古人对肿瘤认识的基础上，结合现代中医研究成果，注重实用性、科学性和系统性。重点介绍中医肿瘤学的基础理论和基本知识，对临床常见恶性肿瘤的中医学治疗进行较为系统的论述，对中医肿瘤专科护理作了专门论述。对常用抗癌中药、方剂及食物的介绍，结合疾病特点和实际，介绍了部分地道药材、民族医药单验方和抗癌常用药物。

本书可供从事中医肿瘤临床工作者，中医、中西医结合研究生和内科医师参考。由于编写时间仓促和作者水平有限，书中难免有不足之处，请读者批评指正。

作　者

2022 年 1 月

目　录

第一章 中医肿瘤概论

第一节 概 述

恶性肿瘤是严重威胁人类健康的常见病和多发病，古代文献并没有肿瘤的病名记载，但是中医学对肿瘤的认识可谓历史悠久，古人对肿瘤的认识最早始于 3500 多年前的殷周时代，在甲骨文上已记载"瘤"的病名，这是迄今发现的中医记载肿瘤的最早文献。先秦时期的《周礼》记载了治疗肿瘤类疾病的专科医生——疡医，曰："疡医掌肿……之齐。"疡医主治的"肿疡"不但包含中医外科常见的疮疡类疾病，也包含目前临床上的肿瘤疾病。在治疗上主张内外结合，内治主张"以五毒攻之，以五气养之，以五药疗之，以五味调之"，外治则采用"祝药，……杀之齐"。"祝"意为用药外敷，"杀"是用药腐蚀恶肉。"祝""杀"都是现代治疗肿瘤的常用方法，说明了公元前 11 世纪古人对肿瘤的治疗方法已有了一定的认识。

我国现存的最早医学专著春秋战国时期的《黄帝内经》中记载了"昔瘤""肠覃""石瘕""癥瘕""癖结""膈中""下膈"等病症的描述，与现代医学中的某些肿瘤的症状相类似，对于肿瘤疾病的症状、病因、病机和治疗都有较为系统的认识，奠定了中医肿瘤学形成与发展的基础。如《灵枢·四时气》"食饮不下，膈塞不通，邪在胃脘"，其症状与食管、贲门癌所致梗阻相似，《灵枢·水胀篇》曰："石瘕生于胞中，……状如怀子，月事不以时下，皆生于女子"，石瘕的症状与子宫肿瘤相类似。"肠覃……如怀子之状……按之则坚。"与腹腔内的某些肿瘤相似。在肿瘤的病因病机方面，认为肿瘤形成与正气虚弱、外邪侵袭、七情内伤均有关系，如："虚邪中人，留而不去……息而成积"。《灵枢·九针》云："四时八风之客于经络之中，为瘤者也。"认为外邪侵袭，可导致肿瘤的发生。《素问·异法方宜论》云："美其食……其病皆痈疡。"指出饮食不节能致体表痈疡，痈疡并不完全指肿瘤，可包括现代医学中的体表溃疡的肿瘤。《灵枢·百病始生》云："内伤于忧怒，则气上逆，气上逆则六输不通，温气不行，凝血蕴里而不散，津液涩渗，著而不去，而积皆成也。"明确指出情志不畅，则易患肿瘤，这与现代临床认识肿瘤的病因相符。

继《黄帝内经》之后，秦越人所著《难经》最早论述了某些内脏肿瘤的临床表现和发生机理，如《难经·五十五难》对积聚的病位、病性和具体症状均已有所记述："气之所积名曰积，气之所聚名曰聚……积者阴气也，其始发有常处，其痛不离其部，上下有所终始，左右有所穷处；聚者，阳气也，其始发无根本，上下无所留止，其痛无常处，谓之年故以是别知积聚也。"这里的"积"有固定部位，类似肿痛，与"聚"不同。又曰："之积，名曰肥气，在左胁下……心之积，名曰伏梁……脾之积，名曰痞气，在胃脘，覆大如盘，久不愈……肺之积，名曰息贲。在右胁下，覆大如杯，久不已……肾之积，名曰贲豚，发于少腹，上至心下，若豚状。"对五脏之"积"，分别加以描写，以示分辨。对内脏肿瘤"五脏之积"作了大致的区分和描述，指导了后世防治肿瘤的临床实践。秦汉时期成书的《神农本草经》所载人参、杜仲、白术、大黄、半夏等迄今仍为中医治疗肿瘤的常用药，据统计，该书所载365味药物中，有治疗肿瘤一类疾病（如积聚、肿疡、恶疮等）的达150余味，对后世防治肿瘤有深远的影响。东汉末年，张仲景著《伤寒杂病论》

对"胃反""积聚"及妇科肿瘤等的脉因证治进行了较为明确的阐述，还较明确地指出了某些肿瘤的鉴别与预后，书中所载"鳖甲煎丸""大黄䗪虫丸"等至今仍为治疗肿瘤临床常用。同时代华佗在《中藏经》中载："夫痈疽疮肿之所作也，皆五脏六腑蓄毒不流则生矣……"，认识到肿瘤的发生机制是人体内部脏腑功能失调、蓄毒不化而成，强调了内因在疾病发生中的重要性。《金匮要略》对肿瘤的记载更详尽具体。记载："脉弦者虚也，胃气无余，朝食暮吐，变为胃反。"又曰："朝食暮吐，暮食朝吐，宿食不化，名曰胃反。"《金匮要略·妇人杂病脉证并治》载："妇人之病，因虚积冷结气，为诸经水断绝，至有历年，血寒积结胞门，寒伤经络……在下末多，经候不匀，令阴掣痛，少腹恶寒，或引腰脊，下根气街，气冲急痛……久则羸瘦，脉虚多寒……"描述了妇科肿瘤晚期盆腔转移的症状和恶病质的征象。

对肿瘤的外科治疗，秦汉时期已有手术治疗的记载。如汉初的《淮南子·氾论训》记载了汉以前就有一些简单手术的记载，《后汉书·华佗传》有关于我国外科手术割治胃肠肿瘤类疾病最早的记载，开创了人类手术治疗内脏肿瘤的先河。公元7世纪的《晋书》上有"初帝目有大瘤疾，使医割之"，这是应用外科手术切除肿瘤的较早记载。可见，中医肿瘤学说的起源和研究在秦汉时期就已初露端倪，为后世肿瘤学说的形成、发展奠定了良好的基础。

隋代巢元方所著《诸病源候论》不但分门别类地记载了许多肿瘤和所属的症状，如症瘕、积聚、反胃、瘿瘤等，而且还论述了这些病症的成因和发病机制。金元时期，刘完素提倡寒凉用药以治疗火热病，对于后世清热解毒、清热泻火等法治疗肿瘤具有一定的指导意义，如用凉膈散治疗噎膈就取得了较好的疗效。朱震亨在《丹溪心法》中说："女子不得于夫，不得于舅姑，忧怒郁闷，朝夕积累，脾气消阻，肝气横逆，遂成隐核，大如棋子，不痛不痒，数十年后方为疮陷，名曰奶岩，以其疮形嵌凹似岩穴也，不可治矣"，认为乳癌与精神因素有关，晚期预后极差。高秉钧在《疡科心得集》中说："癌瘤者，非阴阳正气所结肿，乃五脏瘀血，浊气痰滞而成。"张景岳在《类经》中把肿瘤病因病状归纳为"寒与卫气相搏，衄血闭塞子门，若饮食过伤，脾不及化为息积，寒热之毒，留于经脉……"。陈实功在《外科正宗》中描述乳癌为"初如豆大，渐若棋子。半年、一年、三年、五年，不痛不痒，渐长渐大，始生疼痛，痛则无解……出血则臭，其时五脏俱衰，遂成四大不救，名曰乳岩"。宋朝赵佶著《圣济总录》云："瘤之为义，留滞而不去也。气血流行不失其常，则形体和平，无或余赘及郁结壅塞，则乘虚投隙，瘤所以生"，认为体内"气血"的流结或不正常物质的滞留都可能产生肿瘤。宋朝《卫济宝书·痈疽五发篇》说："一曰癌，二曰瘰，三曰疽，四曰痼，五曰痈""癌从疾初发，却无头绪，只是内热病……"宋朝杨士瀛在《仁斋直指附遗方论》描写了"癌者，上高下深，岩穴之状，颗颗累垂，毒根深藏"。金元时期，张从正在《儒门事亲》中说："积之成之，或因暴怒喜悲思恐之气……"

明朝建立以后，在实践中对各种肿瘤的认识和诊治积累了一些新的经验，使肿瘤学理论与研究得以进一步深入和完善。温补派代表张景岳《类经》和《景岳全书》，较为全面地总结了前人关于肿瘤类疾病的病因病机，对积聚的辨证认识又深入了一步，将治疗积聚症瘕的药物归纳为攻、消、补、散四大类，提出了对噎膈、反胃等病的不同治法，还提出及早治疗轻浅病证以防止噎膈等肿瘤类疾病的发生，对当今治疗肿瘤仍具有重要的指导意义。张锡纯著《医学衷中参西录》在"治膈食方"中提出用参赭培元汤治疗膈证，阐释了食管癌与胃底贲门癌的因机证治，强调补中逐瘀法则，为当今防治肿瘤的扶正培本法提供了有力的依据。

第二节 中医肿瘤病名

中医肿瘤病名是在漫长的发展过程中逐渐形成的，散见于各个时期的医籍文献中，到了明清时期以癌统称恶性肿瘤。在古代文献中，肿瘤的病名有茧唇、舌菌、失荣、石瘿、噎膈、反胃、乳岩、症瘕、积聚、肠覃、肺积、伏梁、翻花疮等。总体来看，肿瘤病名多采用以主证或体征、病因病机、病位结合主证或产生的后果等方式命名。由于对肿瘤认识的差异和对肿瘤命名方式的不同，对同一肿瘤的命名也多种多样，如肺癌，常见的病名有肺积、胸痛、咯血、悬饮、息贲等；胃癌则有反胃（翻胃）、胃反、胃脘痛等不同的病名。同时胸痛、咯血、悬饮及胃脘痛与内科的良性疾病难以区别，这给文献整理与临床研究带来了一定的困惑。如何对中医肿瘤命名进行规范和统一，对于现今中医肿瘤临床及理论的发展具有现实意义。

一、古代对肿瘤的命名特点

（一）以患者的症状特点命名的病名

①失荣、失营：相当于恶性淋巴瘤、鼻咽癌等；②噎膈：首见于《内经》，相当于食管癌、胃底贲门癌；③反胃："朝食暮吐，暮食朝吐"；④肺积、息贲：相当于肺癌或肺癌淋巴管转移。

（二）以患者的体征命名的病名

①臌胀：以腹胀大，皮色苍黄，脉络暴露，四肢瘦削为特征，相当于腹水；②翻花疮：相当于皮肤癌、癌性溃疡、黑色素细胞瘤。

（三）以病因病机命名的病名

①恶核、痰核：恶核出自《肘后备急方》，相当于软组织良性肿瘤、淋巴结核、淋巴结炎症等非肿瘤病变；②症瘕：主要是指腹部的恶性肿瘤；③积聚：包括腹部胃、肠、肝及脾等良性肿物和恶性肿瘤等；④脏毒、锁肛痔：相当于直肠癌、直肠息肉等。

（四）以病灶局部的形状特征命名的病名

①茧唇；②舌菌：相当于舌癌；③口菌、牙蕈；④喉菌、喉疳、喉岩、单松果症、双松果症等相当于咽部的乳头状瘤、纤维瘤、血管瘤之类；⑤耳菌、耳挺、耳蕈、黑疔、耳捧等相当于外耳道的肿瘤；⑥阴蕈、阴茄、阴痔、阴菌、阴中息肉等相当于子宫、宫颈、阴道及外阴部恶性肿瘤。

（五）以病灶的质地命名的病名

①瘿瘤：相当于甲状腺良性、恶性肿瘤；②乳岩：相当于乳腺癌、乳腺湿疹样癌；③石瘕；④石疽：类似于淋巴瘤和淋巴结转移瘤；⑤筋瘤、血瘤、肉瘤、气瘤、骨瘤等类似于下肢静脉曲张、血管瘤、纤维瘤、脂肪瘤、骨肿瘤、软骨肿瘤等；⑥骨疽、附骨疽、多骨疽、朽骨疽：类似于骨肉瘤、骨母细胞瘤、软骨母细胞瘤、骨转移瘤等良性、恶性骨肿瘤，骨结核，骨髓炎等。

（六）其他

①控脑砂、鼻渊、鼻痔、脑漏、鼻息等相当于鼻咽部癌；②伏梁：指生长于胃肠之外的上腹部结块性疾病，如胰腺癌、肠系膜淋巴瘤或腹壁转移癌等；③肠覃：指生长于肠外形如菌状的肿瘤，类似于妇科的卵巢肿瘤；④肾

岩翻花、翻花下府等类似于阴茎癌；⑤红丝瘤：相当于小儿血管瘤。

二、古代对常见肿瘤的描述

（一）噎膈

噎膈相当于部分食管癌、贲门癌。早在《山海经·五藏山经·中次七经》就有"咽"病的记载，"咽"病即"噎"病；唐宋以后始将"噎膈"并称。与食管癌症状相似的中医病名有"噎""噎食""噎塞""膈""膈塞""膈气""噎膈"等，其中"噎膈"一名，最早见于《济生方》。《内经》以后，许多医家曾对"膈"和"噎"进行了区分和比较，如《诸病源候论》有"气噎""忧噎""食噎""劳噎""思噎"五噎和"忧膈""恚膈""气膈""寒膈""热膈"五膈的记载，唐朝《备急千金要方》、宋朝《鸡峰普济方》和元明一些医家也多遵循。对于噎和膈的区别，明代王肯堂《医学津梁·卷二·噎膈》指出"噎者，咽喉噎塞不通，饮易入，食难入也；膈者，胃口隔截而不受，饮食暂下，少顷复吐也"，可见噎病位于食管上段，症状为饮食难入；膈病位于食管下段或者位于贲门，症状为食虽可入，难尽入胃，少顷复吐。两者都属于从咽到贲门具有隔阻症状的病变，后世医家因此将其合称为噎膈，并多在一起论述，如张介宾说："噎膈者，膈塞不通，食不得下"等。

（二）反胃

反胃相当于胃体、胃窦部癌，特别是幽门梗阻时出现的症状。《金匮要略》曰："脉弦者，虚也。胃气无余，朝食暮吐，暮食朝吐，宿谷不化，名曰胃反。"这种情况也可能包括良性幽门梗阻或幽门痉挛。

(三) 症瘕积聚

症瘕积聚泛指腹腔、盆腔恶性肿瘤，部位包括肝、胆、胰、脾、胃、肠、子宫、卵巢及肾脏等。《圣济总录》曰："按之其状如杯盘牢结，久不已，令人身瘦而腹大，至死不消。"《肘后备急方》中云："凡症坚之起，多以渐生，如有卒觉便牢大，自难治也，腹中症有结节，便害饮食，转羸瘦。"《诸病源候论》中云："其病不动者，直名为症。若病虽有结瘕而可推移者，名为瘕。瘕者，假也，谓虚假可动也。"

(四) 失荣

失荣是以颈部肿块坚硬如石、推之不移，皮色不变、面容憔悴、形体消瘦，状如树木失去荣华为主要表现的肿瘤性疾病；相当于西医的颈部原发性恶性肿瘤和恶性肿瘤颈部淋巴转移，如淋巴肉瘤、霍奇金病及鼻咽癌、喉癌的颈淋巴结转移和腮腺癌等。《外科正宗》指出"失荣者……其患多生肩之以上，初起微肿，皮色不变，日久渐大，坚硬如石，推之不移，按之不动；半载一年，方生阴痛，气血渐衰，形容瘦削，破烂紫斑，渗流血水。或肿泛如莲，秽气熏蒸，昼夜不歇，平生疙瘩，愈久愈大，越溃越坚，犯此俱为不治"。

(五) 息贲

息贲泛指肺部肿瘤，包括肺癌。《灵枢·邪气藏府病形》曰："肺脉……滑甚为息贲，上气。"《难经》曰："肺之积，名曰息贲。在右胁下，覆大如杯。久不已，令人洒淅寒热，喘咳，发肺壅。"杨玄操曰："息，长也。贲，鬲也。言肺在膈也，其气不行，渐长而通于膈，故曰息贲。一曰：贲，聚也，言其渐长而聚蓄。"（《难经集注》）《济生方》卷四曰："息贲之状，在右胁下，大如覆杯，喘息奔溢，是为肺积。诊其脉浮而毛，其色白，其病气逆，背痛少气，喜忘，目瞑，肤寒，皮中时痛；或如虱缘，或如针刺。"

（六）瘿瘤

瘿瘤相当于现代医学范围的甲状腺良性、恶性肿瘤。《三因极一病证方论》曰："坚硬不可移者，名曰石瘿；皮色不变，即名肉瘿；筋脉露结者，名筋瘿；赤脉交络者，名血瘿；随忧愁消长者，名气瘿。五瘿皆不可妄决破，决破则脓血崩溃，多致夭枉。瘤则有六：骨瘤、脂瘤、气瘤、肉瘤、脓瘤、血瘤，亦不可决溃，肉瘤尤不可治，治则杀人；唯脂瘤，破而去其脂粉，则愈。"《外科正宗》曰：瘿者阳也，色红而高突，或蒂小而下垂；瘤者阴也，色白而漫肿，亦无痒痛，人所不觉。"

（七）乳癌

《妇人大全良方》中云："若初起，内结小核，或如鳖棋子，不赤不痛，积之岁月渐大，巉岩崩破如熟榴或内溃洞深，血水滴沥，此属肝脾郁怒，气血亏损，名曰乳癌。"乳癌即乳腺癌。

三、古代肿瘤病名总结

现将历代文献中部分有关病名简列如下。

（一）相当于恶性肿瘤的病名

（1）噎膈：食管癌或贲门癌。

（2）翻胃（胃反、翻胃）：胃体、胃窦部癌。

（3）症瘕（积聚）：腹腔恶性肿瘤，部位包括肝、脾、子宫、卵巢、胰腺及肾脏等。

（4）脾积（痞气）：包括肝癌及肝脾肿大，慢性白血病脾大。

（5）肝积（肥气、癖黄、肝著）：原发或继发肝癌及肝淋巴肉瘤。

（6）胃积（息贲）：晚期胃癌。

（7）失荣：鼻咽癌颈部转移、恶性淋巴瘤、腮腺癌及颈部转移癌。

（8）伏梁：大致相当于现代医学中所描述的腹部肿块，如胃癌，肝、胆、胰腺肿瘤等。《内经》中云："病有少腹盛，上下左右皆有根，病名曰伏梁。"《济生方》中云："伏梁之状起于脐下，其大如臂，上至心下，扰梁之横架于胸膈者，是为心积。"

（9）乳岩（乳石痈）：乳腺癌。

（10）妒乳：湿疹样乳癌。

（11）肾岩：肾癌。

（12）翻花：阴茎癌或其他体表恶性肿瘤破溃且呈菜花状隆起。

（13）茧唇：相当于现代医学中的唇癌。《医宗金鉴》中云："初起如豆粒，渐长若蚕苗，坚硬疼痛……若溃后如翻花，时津血水者属逆……"

（14）舌菌：类似于现代医学之舌癌和咽喉癌。《医宗金鉴》中云："……其症最恶，初如豆，次如菌，头大蒂小，又名舌菌，疼痛红烂无皮……若失于调治，以致焮肿，突如泛莲，或状如鸡冠，舌本短缩，不能伸舒，妨碍饮食言语，时津臭涎。"

（15）喉百叶：喉癌。

（16）五色带下：宫颈癌、子宫癌、阴道癌。

（17）石瘕：子宫肉瘤及盆腔良性、恶性肿瘤。

（18）骨疽：骨的良性、恶性肿瘤。

（19）上石疽：类似现代医学中颈部淋巴瘤或淋巴转移癌。《医宗金鉴》中云：石疽"痈疽肿硬如石，久不作脓者是也""生于颈项两旁，难消难溃，皮顽之症也"。

（20）缓疽（肉色疽）：软组织恶性肿瘤。

（21）石疔、黑疔、青疔、翻花疮：体表的恶性肿瘤、癌性溃疡。

（22）石瘿：甲状腺腺癌、甲状腺腺瘤。

（23）肠覃：卵巢、盆腔、胃肠道的恶性肿瘤。

（24）肉瘤：据《备急千金要方》记载所描述者，相当于软组织恶性肿瘤；按《外科正宗》描述者，相当于脂肪瘤等良性肿瘤。

（二）相当于良性肿瘤的病名

（1）瘿瘤：甲状腺腺瘤、囊肿。

（2）脂瘤：脂肪瘤及皮脂腺囊肿。

（3）痰包：舌下囊肿。

（4）痰核：慢性淋巴结炎及结核。

（5）血瘤：海绵状血管瘤。

（6）胎瘤（红丝瘤）：小儿血管瘤。

（7）筋瘤：腱鞘囊肿。

（8）气瘤：软组织肿瘤。

（9）耳瘤：外耳道乳头状瘤。

（10）骨瘤：骨良性肿瘤。

（11）疣、痣、息肉、赘生物：指体表良性小肿瘤及疣赘。

第二章 肿瘤的病因

第一节 外　因

一、外邪因素

风、寒、暑、湿、燥、火六淫之邪为四时不正之气，代表了外因病邪。《灵枢·九针论》说："四时八风之客于经络之中，为瘤病者也。"《内经》云："寒气客于肠外，与卫气相搏，气不得营，因有所系，癖而着内，恶气乃起，息肉乃生，其始得也，大如鸡卵……"。《灵枢·百病始生》说："积之始生，得寒乃生，厥乃成积也。"具体言之，六淫一般是指致病的气候条件。在自然界里，风、寒、暑、湿、燥、火为六种气候现象，亦称为"六气"。在正常情况下，这六种气候对人体无害，是人们赖以生长发育的必要条件。当气候变化异常，如六气发生太过或不及，气候变化过于急骤（如暴寒暴热、气候变暖），非其时而有其气（如春日应温而反寒、秋天应凉而反热等），超过了机体调节适应的限度，便会导致外邪侵入，影响脏腑经络功能，阻碍气血运行和津液输布，致使气滞血瘀，痰湿凝聚，积久而肿瘤疾病发生。从《内经》时代，已认识积之形成是感受寒邪所致。《灵枢·九针论》指出外邪侵入经络，经脉不通，久积成瘤。《灵枢·刺节真邪》谓："虚邪之入于身也深，寒与热相搏，久留而内著……邪气居其间而不反，发为筋瘤……为肠瘤……为昔瘤……为骨瘤……为肉瘤"，也说明各种外邪入深，搏结久留，则产生各种肿瘤。《诸病源候论》中多处论及六淫致发肿瘤的形成，如《诸病源候论·卷三十一·恶核肿候》中认为"恶核者，肉里忽有核，累累如梅李、小如豆粒……此风邪挟毒所成"。《诸病源候论·卷四十·石痈候》中提到"有下弓；乳者，其经虚，为风寒气客下，则血涩结成痈肿，而寒多热少者，则无大热但结核如石"。以上诸条说明，六淫邪气侵及人体，客于经络，扰及气血，使阴阳失调，气血逆乱，日久成积，变生肿块；或为息肉，或为恶核，或为疽、瘤等坚硬如石，积久不消之肿瘤。因此，六淫邪气在肿瘤的发病中是外界主要的致病因素。

二、饮食营养因素

饮食失宜、饮食不洁或者饮食偏嗜都可以累及脾胃，使脾胃损伤，受纳减退，健运失常，气机升降功能紊乱；湿浊内聚，或可化热，伤及气血，形成湿聚血瘀，促使癌肿的发生。宋朝严用和《济生方》强调："过餐五味，鱼腥乳酪，强食生冷果菜，停蓄胃脘……久则积结为症瘕。"

（一）饮食失宜

饮食过量，或暴饮暴食，或过食肥甘厚味，都会造成胃难腐熟、脾失转输运化，不仅可以出现消化不良，而且还会造成气血流通受阻，产生诸病。过食肥甘厚味之品，易于郁阻气血，产生痈疽疮毒等症。如果摄食过少则致使生化之源不足，气血得不到足够的补充，造成气血虚弱、脏腑失养，致使外邪入侵，引发包括肿瘤在内的各种疾病。

（二）饮食不洁

《金匮要略·禽兽鱼虫禁忌并治》指出"秽饭、馁肉、臭鱼，食之皆伤人……六畜自死，皆疫死，则有毒，不可食之"。由于客观条件，或不注意饮食卫生、食用腐败霉变的食品，或常吃腌制熏烤之物，毒邪屡屡损伤机体肠胃，则气机不利，邪滞不化，久伏体内，而致恶变。《医门法律》说："过饮浓酒，多成膈症"，说明古人认为饥饱不匀，饮食不节，纵饮热酒，或黏滑难化之品，过食肥甘、鱼腥乳酪，强食生冷，均易引起食管癌、贲门癌、胃癌及腹部其他肿瘤。

（三）饮食偏嗜

人们饮食的五味必须适宜，平时不能偏嗜，更不能嗜酒。如果长期嗜好某种食物，就会造成相应脏腑功能偏盛，久之可以破坏五脏之间的协调平衡而出现各种病变。《素问·生气通天论》指出"味过于酸，肝气以津，脾气乃绝；味过于咸……味过于辛，筋脉沮弛，精神乃央。"《素问·五脏生成篇》说："多食咸，则脉凝泣而变色；多食苦，则皮槁而毛拔……多食甘，则骨痛而发落。"《景岳全书·饮食》篇谓："素喜冷食者，内必多热；素喜热食者，内必多寒……寒者嗜热，多生内热。"清代何梦瑶《医碥》说："酒客多噎膈，饮热酒者尤多，以热伤津液，咽管干涩，食不得深入也。"《景岳全书》说："或以酷饮无度，伤于酒湿，或以纵食生冷，败其真阳……致损胃气而然。"明代张三锡《医学准绳大要》曰："至于酒客膏粱，辛热炙煿太过，火邪炎上，孔窍壅塞，则为鼻渊。"以上这些古代医籍的论述都说明了长期过度饮酒，嗜食生冷、炙煿膏粱之品就会损伤脾胃，蓄毒体内，郁热伤津，气机不利，脉络不通，毒邪与痰瘀互结，引发肿瘤。

第二节　内　因

一、情志内伤

中医非常重视精神因素在发病中的作用，尤其是在肿瘤的病因中精神因素更占有重要地位。情志的异常变化，致使人体气机升降失常，脏腑功能紊乱，与肿瘤的发生、发展及转归、预后等存在着密切的关系。百病皆生于气，七情太过或不及，能引起体内气血运行失常及脏腑功能失调，导致疾病。早在《内经》时期就非常重视情志致病，认识也较为深刻，《灵枢》强调"内伤于忧怒……而积聚成矣"。宋朝王肯堂《医学津梁》在论述噎膈时指出"由忧郁不开，思虑太过，忿怒不伸，惊恐变故，以致气血并结于上焦，而噎膈之疾成也"。《医宗金鉴》谓失荣证由"忧思恚怒，气郁血逆与火凝结而成"。

由此可见，人们情志抑郁容易导致气机不畅，气血运行受阻，脏腑功能失调，气滞血瘀，脉络不通，渐积而导致肿瘤的发生。现代亦有学者研究发现，忧郁、焦虑、失望和难以解脱的悲伤等不良情绪常常是肿瘤发生的前奏，社会心理的紧张刺激会降低或抑制机体的免疫能力，造成免疫力低下而引起肿瘤。

二、正气亏虚

中医发病学认为，人体一切疾病的发生和发展，都可以从邪、正两方面关系的变化来分析。肿瘤的发病及演变过程就是正邪双方斗争的过程，如《内经》云："正胜则邪退，邪盛则正衰。"正邪之间的盛衰强弱，决定疾病的进退变化。机体的正气在包括肿瘤在内的各种疾病的发生、发展过程中占据主导地位。《外科医案汇编》云："正虚则为岩。"正气亏损的原因一是机体本身的正气不足以抗邪；二是邪气对机体的侵害，耗伤了正气。

其实，在发病之初，虽然患者虚未著，但已虚在其中；病至中晚期，则气血皆虚，渐显露恶病质之象。《景岳全书》云："噎膈反胃，名虽不同，病出一体，多由气血虚弱而成。"其他如年老体衰、房劳伤肾及药物的攻伐、手术的损伤等也可致正气亏损、抗病力减退。一旦正气亏损，无以卫外，则更易招致外邪的侵袭，正邪相互搏结，则发本病。

综上所述，中医认为肿瘤的发病因素是多方面的，有外来的风、寒、燥、湿、热等病邪；有七情内伤导致的忧怒等情志因素；有饮食不调导致的食滞痰浊等病理因素；尤为重要的是年老体虚脾肾亏虚，脏腑的生理功能失调，正气亏虚，气血阴阳失调，无力驱邪散邪，使外来的致病因素与内生的病理产物相互搏结，客于经络，留滞不去，由表及里，由外入内，郁积化毒内留，正不胜邪，邪盛正虚，从而导致肿瘤的发生。

第三章　肿瘤发病机制与中医病理

中医认为，肿瘤的产生是在正气亏虚、脏腑虚弱的基础上，外邪与内生的病理产物相搏，气滞血瘀，毒聚痰结，久而成积。肿瘤的病因病机主要是气、血、痰、瘀、虚，即气血虚弱，气滞血瘀，痰凝湿聚，热毒内蕴，脏腑失调，经络瘀阻。具体表现为以下五种：①气滞血瘀：气血瘀滞，日久可生肿瘤。血之阻滞凝结多由气行不畅引起，故血瘀多伴气滞，久之则成肿瘤。②痰结湿聚：水湿不运，津液不布，为邪火熬灼，凝结成痰。③热毒内蕴：外受毒邪入侵，内伤七情均能生火，火热伤气，是为邪热火毒，毒蕴于内，日久必发。④脏腑失调，气血亏虚：历代医籍指出，脏腑功能失调与肿瘤发病有关。⑤经络瘀阻：脏腑生理功能失调，痰、湿、毒、瘀血、气滞等瘀阻经络，日久成积，形成肿瘤。

第一节　气滞血瘀

中医认为，气与血构成了人体的两大类基本物质，气为阳，血为阴，两者关系密切。气和血皆为水谷精微所化，气属阳，血属阴，两者不可分离。气与血的关系是气为动力，血为基础，两者是对立的统一，所以中医有"气为血帅，血为气母""气行则血行，气滞则血瘀"的说法。在气与血的关系中，气是血液生成和运行的动力，血是气的物质基础和载体。气以推动、温煦为主；血以营养、滋润为主。气和血无论在生理还是病理上都是互相联系、互相滋生、互相影响的。

一、气能生血

血液的物质基础是精，而促进精化为血，则以气为动力。气盛，则化血功能自强而血充；气虚，则化血功能自弱而血亏。所以，气虚常可进一步导致血虚，《温病条辨》说："善治血者，不求之有形之血，而求之无形之气。"

二、气能行血

中医认为，"气为血帅""气行则血行"。血液的运行，主要依赖心气的推动、肺气的敷布、肝气的疏泄。清代唐容川在《血证论》中更直接地说："运血者即是气。"如果气的功能障碍，气滞或气虚，常可引起血行不利，甚至导致血瘀。

三、气能摄血

中医认为，血液在脉管内正常运行而不致逸出脉外，是由于脾气的统摄作用。所谓摄血，是指气对血液的统摄作用。如果脾气虚弱，失去对血液的统摄作用，往往导致各种出血证（如衄血、便血、紫斑等），中医称之为"气不摄血"或"脾不统血"。

四、血为气母

中医所说的"血为气母"有两种意思：一是指气存于血液之中而行血，即血以载气；一是指气的化生以血为物质基础。气能行血，血能载气，气存在于血液之中。如《内经》所说："营行脉中"，此"营"是指营气，营气是存在血中的气。《血证论》亦说："守气者即是血"，意思是说气不能离开血而存在，若气不附于血中，则将飘浮而无根。气存血中，血以载气的同时，血不断为气的功能活动提供物质基础，使其得到持续的补充，所以气不能离开血和津液而存在。

中医认为，气血以循环运行不息为常。若气血关系失调，气郁不舒，血行不畅，导致气滞血瘀，郁结日久，必成症瘕积聚。历代医家认为实体性癌肿的原因是气滞不畅，血瘀不行，凝滞不散，日久而成瘤块。《灵枢·百病始生》曰："若内伤于忧怒则气上逆，气上逆则六输不通，温气不行，凝血蕴裹而不散，津液涩渗，著而不去，而积皆成矣。"积聚是由气郁痰瘀凝结，久则气血壅滞更甚，如《景岳全书》说："或以血气结聚，不可解散，其毒如蛊。"

第二节　痰结湿聚

痰是脏腑病变的产物，是引起很多疾病的因素。脾主湿，脾虚则水湿失于健运。水湿不运，津液不布，为邪火熬灼，遂凝结为痰，"痰之为物，随气升降，无处不到"。高锦庭说："癌瘤者，非阴阳正气所结肿，乃五脏瘀血，浊气痰滞而成。"因此，癌瘤乃由五脏瘀血、浊气、痰滞而成。

中医认为，多种疾病的发生、发展均与痰邪的凝结和阻滞有关，肿瘤类疾病的发生更是如此。痰既是病理产物，又是致病因素，不仅指有形可见的痰液，还包括瘰疬、痰核和停滞在脏腑经络组织中未被排出的痰液，称之为"无形之痰"。如由于情志所伤，肝郁化火，火热煎灼津液为痰，而致痰火交结，即所谓"忧郁气结而生痰"。痰还可凝结在经络筋骨而致瘰疬、痰核或阴疽流注。唐容川还指出"须知痰水之壅由于瘀血使然，但去瘀血则痰水自消"。总之，痰湿凝聚，易留着于脏腑经络，结于体表则为瘿瘤，结于内脏则为症瘕积聚等。

第三节　热毒内蕴

火热为阳邪，易耗气伤阴动血，又易致肿疡。火热可入于血，分而滞于局部，腐蚀血肉，发为痈肿疮疡。外受毒邪入侵，日久均化热化火，变为热毒；内伤七情，亦能过极而化火，蕴结于脏腑经络，则为邪热火毒。若毒蕴日久，易发为癌瘤、痈疽等。《灵枢·痈疽》云："热气淳盈，下陷肌肤，筋髓枯，内连五脏，血气竭，当其痈下，筋骨良肉皆无余，故命曰疽。"癌症患者，每见邪毒郁热之症，病情日益加重，肿块可迅速增大或扩散，同时易受感染或形成溃疡，有人称之为"瘀毒内阻"。刘河间云："疮疡者，火之属。"祁坤曾说："瘿瘤者，由五脏邪火浊气，瘀血痰滞，各有所感而成。"丁甘仁认为，痈疽的产生"由情志抑郁，郁而生火，郁火挟血瘀凝结。"另外，中医理论认为，酒乃大辛、大热之饮品，若过量饮用，则可直接灼伤胃肠，化热化火，热毒内蕴，又会伤津耗液。

外受毒邪入侵，日久均能化热化火，内伤七情，亦能生火，火热伤气，烧灼脏腑，是为邪热火毒。毒蕴于内，日久必发。恶性肿瘤与毒邪有关，古今医家有类似的认识。《中藏经》说："疽痈疮毒之所，皆五脏六腑蓄毒不流。非营卫壅塞而发也。"郁仁存认为"热毒内蕴"是癌肿的一大病因。已故名老中医张泽生教授则明确提出了"癌毒"的概念，他在论述"宫颈癌、阴道癌"的病机时说："病理上由于癌毒内留，湿热内伏，瘀血凝滞，这是实的一面……"毒邪入侵，日久化热化火，内伤情志亦能化火，火热伤气，灼烧脏腑，即邪热火毒；毒蕴于内，日久必发，形成癌瘤；血遇火热则凝，津液遇火则为痰，气血痰浊壅阻经络、脏腑，结为癌瘤。

第四节 脏腑失调、气血亏虚

历代医籍指出，脏腑功能失调与肿瘤发病有关。明代张景岳说："脾胃不足及虚弱失调的人，多有积聚之病。"癥瘤病程中，因病邪日久，耗精伤血，损及无气，面削形瘦占多数。《医宗必读·积聚篇》曰："积之成也，正气不足，而后邪气踞也。"如巢元方认为，癥瘤的形成系"虚劳之人，脾胃气弱，不能克消水谷，复为寒冷所乘，故结成此病也。"张景岳曰："凡脾肾不足及虚弱失调之人，多有积聚之病。"恶性肿瘤的发生、发展也和机体的正气不足密切相关。诚如明代李中梓著《医宗必读》所曰："积之成者，正气不足而后邪气踞之。"清代余听鸿《外证医案汇编》亦曰："正气虚则成癌。"在恶性肿瘤病程中，由于病邪日久，耗精伤血，损及元气，容易导致面削形瘦，削骨而立，气血双亏。

第五节 经络瘀阻

人体由五脏六腑、四肢百骸、五官九窍、皮肉筋骨等组成。它们虽各有不同的生理功能，但又互相协作，使机体保持着协调和统一。因此，使人体不仅组织上成为一个不可分离的整体，生理活动上亦成为一个协调共济的有机整体。

中医把经络的生理功能称为"经气"，其生理功能主要表现在沟通表里上下，联系脏腑器官；通行气血，濡养脏腑组织；感应传导；调节脏腑器官的功能活动四个方面。当人体的某一部位受到刺激时，这个刺激就可沿着经脉传入人体内有关脏腑，使其发生相应的生理或病理变化。而这些变化，又可通过经络反映于体表。针刺中的"得气"就是经络感应、传导功能的具体体现。经络能调节人体的功能活动，使之保持协调、平衡。当人体的某一脏器功能异常时，可运用针刺等治疗方法来进一步激发经络的调节功能，从而使功能异常的脏器恢复正常。

在病理变化上，可因风寒、湿邪入侵而受损，又可被痰、食、毒、血瘀、气滞等瘀阻，或脏腑的生理功能失调，使经气瘀滞，病邪瘀毒蕴结，日久成积，发为肿瘤。同时，这些肿瘤病变又可以在经脉循行的经路上反映出来。除了应用穴位注射药物治疗外，肿瘤的治疗还必须注意疏通经络，理气化滞、活血化瘀、化痰通络都有疏通经络的作用。

第四章 肿瘤的中医辨证

第一节 肿瘤的早期诊断

肿瘤的正确早期诊断决定其预后和转归，能做到早期发现、早期诊断和早期治疗（三早），就能大大提高治愈率。我国从 20 世纪 60 年代以来，就积极开展防癌普查和早期治疗，成绩显著。如宫颈癌普查，可以早期发现宫颈癌，而早期宫颈癌是能根治的。所谓早期诊断，是指肿瘤在发生、发展过程中，其病变尚限于器官、组织的一小部分，并未侵犯周围器官及邻近组织，也未发生局部淋巴结或远处转移，在患者无明显状态时，能应用各种检查方法尽早做出正确诊断。由于诊断技术的不断发展，有许多癌症处于亚临床期就被确诊，通常能治愈或得到较好的远期疗效。但是，目前许多肿瘤不易早期发现，由于没有特异性的临床表现或体征，或一时亦难以得到病理学确诊；一旦确诊，已属晚期，所以对恶性肿瘤的早期诊断意义重大。要做到早期诊断，应从以下几点入手。

（1）积极开展肿瘤防治科普宣传，提高居民科学健康素养，使广大群众了解癌瘤的最初症状（所谓警告信号）、早期就诊的必要性和早期治疗的重要性。

（2）提升医务人员对癌症的认知水平。由癌前疾病转变为癌要有一段相当长的时间，在此期间做出早期诊断、早期施治，可以有效提高治愈率，降低死亡率。

（3）强化医德教育，增强责任意识。临床医生要掌握肿瘤的现代诊疗技术知识，包括一般性检查和特异性检查，尽早确诊或排除癌症。

第二节　中医四诊检查

肿瘤的临床诊断，基本上和诊断其他疾病的方法相类似，即包括询问病史、全面的体检、常规实验室检查与特殊的检查（包括必要的生物化学、X线、内镜、细胞学、病理学、同位素、超声波、免疫学等检查项目）。根据中西医结合的观点，把中医望、闻、问、切四诊结合在一起，既注意上述各项资料，又根据中医四诊八纲辨证规律的要求进行检查，然后综合分析，就既能明确诊断肿瘤的部位、病理类型、临床分期等情况，又能掌握肿瘤患者所反映出来的阴阳、表里、寒热、虚实的辨证类型及气血、脏腑功能失调的状况，做到"辨病"与"辨证"相结合，以便进一步制订合理的中西医结合治疗方案。例如，通过对一例肺癌患者的病史询问、体格检查、X线胸片、痰细胞学、支气管镜检查等，确诊是右肺中心型肺癌，未分化小细胞性，纵隔淋巴结转移。这个疾病的诊断是明确的了，但是这一诊断并未反映患者目前的机体状态和疾病的症型。结合中医四诊八纲辨证论治原则分析，就能进一步掌握患者是属于气阴两虚、毒热内蕴型，或是属于痰湿内蕴、瘀毒内结型，这样就反映了患者的病理生理状况。根据虚实的情况不同，治疗也应该攻补兼施。

一、问诊

问诊是四诊中的重要组成部分，患者的发病经过、治疗情况及其主诉、自觉症状均通过问诊而得。真实的病史对诊断有重要参考价值。问诊内容，除一般询问如年龄、籍贯、婚姻、职业、家族史、个人既往病史及工作和生活环境、性格、嗜好与习惯等之外，主要询问患者的发病经过、主要症状特点和治疗过程及效果等。中医在中医病因、病理的基础上，总结了与中医辨证有关的问诊的重点内容，即"十问"。十问的歌诀是"一问寒热二问汗，三问饮食四问便，五问头身六问胸腹，七聋八渴俱当辨，九问旧病十问因，再兼服药参机变，妇女尤问经带产，小儿当问麻疹斑"。现根据十问的主要内容，结合肿瘤学的特点，归纳分述如下。

（一）问寒热

1. 恶寒

骤发恶寒，多兼发热，虽加衣被恶寒不减是为外感所致；若突然寒战随即高热或伴有呕吐、头剧痛等症多为脑部感染重证；若身体逐渐怕冷，不发热，手足发凉，得温或加衣被之后，怕冷即减，为阳气不足的现象，属里虚寒证。

2. 发热

突然发热，且与怕风恶寒同时并见，用手扪之，手背热甚于手心者是外感所引起；高热不恶风寒反而恶热，欲去衣被，午后热甚是为里实热证，此多由肿瘤患者感染引起。

临床上大多数肿瘤患者的发热与感染有关，在感染控制之后，发热退净。但有些患者发热原因不明，较常见于恶性淋巴瘤、肝癌、肺癌、骨肉瘤、肠癌及肾癌，或晚期癌瘤患者由于癌瘤坏死分解产物被吸收引起发热，也常是患者的一个主诉症状，问诊时必须弄清发热情况，观察不同热型，予以辨证施治。

(二) 问出汗

1. 有汗无汗

肿瘤患者发热时，必须询问有汗无汗。发热恶寒无汗是外受风寒的表实证，可用发汗方法治疗；若发热恶寒有汗，汗出热又不退，多为表虚或热邪偏胜，不可再用发汗法，而需清热解肌为治。

2. 自汗盗汗

自汗多属阳虚气虚，常见于肿瘤术后气虚血亏，或晚期肿瘤患者阳气不足时，这时使用益气固表的方法治疗较有效；盗汗多属阴虚，晚期肿瘤患者特别是肝转移癌时常常见到，甚至可以认为是肝转移时的一个较特异的症状，当然还要参照其他症状、体征而定。

3. 头面出汗

多属肺胃热蒸或湿热郁蒸；若额头汗出不止而呼吸有急促困难的，多属阳气欲脱的先兆。

4. 手足心汗出

手心、足心出汗，多属脾胃湿热郁蒸引起，但高热或体质虚弱的也可以出现手足汗出；若半身出汗，一般多为半身不遂的先兆，是气血偏虚的症候。部分肺癌可表现为一侧身体出汗，应引起警惕。

5. 药物发汗

有些发热不退的肿瘤患者，为了减轻痛苦和退热，常给予解热镇痛药物，如吲哚美辛等，服药后随即大汗，热也随之降下来，这是药物发汗，过一会儿体温又复升上去。如果多次出汗就将造成伤津的后果。

6. 绝汗

病情危重时，汗出如珠如油，不断沁出，随擦随出，这是人体阴阳快要离决，阳气即将亡失的恶候，所以又称"绝汗"。

（三）问头身

头身的许多疾病表现是临床常见症状，根据证候发生部位和停止时间，以及有无寒热等情况，可以辨别阴阳、表里、寒热、虚实。

1. 头部

①头痛：暂时头痛伴有发热恶寒的，多为外感时邪；如果头痛不发热，痛无休止，日益加重的，要警惕有无脑瘤或脑转移癌；如果头疼日久，时作时止，多见于内虚证，但暂也有虚证，久痛也有实证，不能拘泥。肿瘤放化疗中，有患者诉头痛时作，不伴寒热，这是虚证的表现。头痛按部位不同，其所属经络部位也不尽相同。②眩晕：突然发生的暴眩多为实证；久眩多属虚证；一般眩晕可分为风、火、痰、虚四种类型。头目眩晕，视物不清，不能久立，伴有头身麻木者，多属肝风内动；眩晕而兼见头痛、面红、目赤、耳鸣等证者，属肝火上攻；眩晕而头沉重，但患者形胖多痰者，多是痰湿内阻，清阳不升；眩晕久作，兼面色恍白、短气乏力等证者，属气血两亏、肾气虚弱所致。许多抗肿瘤化疗药物也有眩晕的副作用，辨证分别其属于气血双亏或痰浊内阻、清阳不升，或虚火上炎中哪种因素引起的。

2. 身躯

经络遍布全身、脏腑，外主四肢百骸，故身躯疼痛多属经脉脏腑病变。周身疼痛，乏力少气或虚劳久病而全身疼痛者，是气血亏虚，不能营养筋骨所致；若四肢乏力疲倦，兼有食少、便溏者是脾气不足之候。肺癌患者有时四肢骨节肌肉疼痛，形如痛痹，多为血脉瘀滞所致；骨疼明显，痛有定处，按之明显者多为癌肿之骨转移，是痰湿流注凝滞或者瘀毒内阻所致。

（1）胸肋部：胸部是心肺所在、宗气所聚之处，两肋是肝经所过，因此，胸阳不振，寒阻经脉能引起胸痹（心绞痛）；胸痛而咳吐脓血者为肺痈；胸中气满，喘息不便，内痛引肩项，身热脱形者为肺积（肺癌）；胸肋胀满痞闷者为肝郁气滞或痰饮内蓄。胸肋串痛者多为气滞；胸肋刺痛者，多为血瘀；两肋疼痛者则有肝郁、痰饮、肝积等证，需加以辨别。

（2）脘腹部：脘痛疼痛胀满，多为脾胃失调，其中隐隐作痛，时作时止，痛处喜按喜温者，属虚、属寒；若痛而拒按，痞满，喜冷，便秘，则属实、属热。腹中结硬块，腹内引痛，便秘尿赤，饮食减少者为肝壅；肋下满痛而身发黄为癖黄（肝积）。小腹疼痛、便满拒按为蓄血证（小便通利者）或蓄水证（小便不利者）。少腹痛而牵及睾丸多为肝经寒气所阻；少腹肿物，状如杯子，按之则坚，推之则移，月经按时下，多为肠覃（卵巢肿瘤）；少腹痛可因阳气不足寒凝于内，或痰湿凝聚而成肿块，或瘀毒内结形成包块等，均应详察伴有证候，加以鉴别。

（3）腰背部：腰为肾之府，腰疼绵绵、酸软无力，肢冷畏寒，大便溏泄、小便清长者属肾阳虚亏；若腰部酸痛，时觉虚火上炎、大便干燥、小便黄赤者属肾阴虚亏；腰痛如锥如刺，痛处不移，不能转侧，为癌肿骨转移的症候，临床上骨转移的症候往往在 X 线显示病灶前出现。

（四）问耳目

中医诊断中很重视耳及眼的症候表现，认为是全身病态的反映之一。

耳鸣：凡起病突然耳鸣声大，用手按耳时鸣声更大者，属实证；耳鸣渐渐出现，其声也细，用手按耳时鸣声减轻或停止者，属虚证。肿瘤患者老年人较多，由于肾虚精衰，因而常伴有耳聋；化疗亦可引起部分病例耳鸣。

眼视物不清，可因眼病日久或七情过伤，都是血亏气弱引起，但也有因为脑内有肿瘤，特别是蝶鞍部肿瘤压迫视神经逐渐产生视物不清的情况，检查时要注意眼底病变及脑部肿瘤。

（五）问饮食口味

询问饮食的多少，可了解患者脾胃功能的盛衰及营养状况；问口味的变化，可推测脏腑的虚实。

1. 饮水情况

口渴欲饮多属热，口中乏味，虽渴又不欲饮者属寒；常欲饮水，饮亦不多，属虚；口干欲饮，但仅漱口，不饮下咽的，是有瘀；咽干而渴，欲饮但不能多喝者，多为肾阴亏虚的表现。鼻咽癌、腮腺及口舌部肿瘤放疗后，常表现如此，这是由于放疗热伤津液，损及肾阴所致；如果口渴而舌红无苔，属肺胃阴伤。

2. 口味

口发苦，多是内有火热；口发甜者多为脾胃有湿热，或脾虚水饮上泛所致；口发咸者是肾经有热；口发酸者多是消化不良或肝胃不和；口中发淡，多属气虚；口黏腻感，多有湿浊内蕴。肿瘤患者在放疗、化疗中常出现味觉方面的改变，主要是有的口苦、有的发甜、有点口中淡而无味，不思饮食，是味觉感受器受到损伤，降低了敏感性所致。

3. 食欲

食欲不振、厌食是肿瘤患者最常见、最早期出现的症状之一。食量逐渐减少，常常是脾胃气虚，顽固性食欲不振是癌症患者病情发展的一个重要标志。如果治疗有效，肿瘤得到控制，食欲可能增加；但在抗肿瘤治疗期间，化疗药物或放射线都能伤及脾胃功能，使食欲下降。

4. 吸烟及饮酒

许多研究证明，吸烟与癌症发病有关，特别是肺癌。了解吸烟史与调查癌症病因有关。饮酒亦与食管癌、肝癌等的发生有关，特别是喜欢长期饮热酒者，这种情况易损伤食管及胃黏膜，并引起肝脏受损。

（六）问二便

大便、小便的形色气味和频度，也是中医临床辨证的要点之一，问诊时要仔细询问。

1. 问大便

①便秘：常由肠内津液不足或阳气衰虚、肠蠕动无力引起。如便秘兼见口渴、潮热、腹部硬满而胀、舌苔黄燥者，是为热伤津液，需通腑泄热，通里攻下。老年人血燥津枯及妇女产后等引起的便秘是虚证；食管癌患者常见大便秘结，这是由于津液枯涸，不能润下，所以食管癌患者常要给予增液润下及通便治疗，对改善症状有益。有时肿瘤患者大便并不干燥，但排便时感到困难，这是由于中气不足所致。②腹泻或便溏：大便溏泻，便时肛门部有灼热感，粪有腐臭气属胃肠实热证。便溏腹中隐痛，喜按喜暖，畏寒肢凉者，是虚寒证。腹痛即泻，是为"痛泻"；中医认为"鸡鸣泻"是肾虚的一个证候。大便先硬后溏，不是真硬结者，多为脾虚有湿。③大便有脓血，里急后重者是痢疾；如大便脓血，不伴里急后重者要警惕肠癌；如大便变细窄或沿其纵行有凹条沟形，或附有血液，应立即检查有无直肠癌。便下鲜血往往是肠热证的表现；大便色黑如柏油多是上消化道出血；而大便见鲜血时应检查

肛门、直肠和结肠有无痔核、息肉或癌瘤。

2. 问小便

①小便过多，尿色淡而多是肾阳不足；饮多、尿多为消渴病。喝得不多而尿得多是为"下消"证，多由肾气虚弱引起。②小便短少：便短少尿色深多为内体积热；尿少水肿甚至形成腹水，则是由于阳气亏虚不能行气利水所致。③小便频数：小便频数尿黄赤，少腹急痛，尿道灼热疼痛者是下焦湿热。尿频而清，尿时发坠，腹中凉，尿道不疼者是下焦虚寒。④癃闭：尿毒症时小便癃闭；盆腔肿瘤压迫膀胱、尿道，亦可出现小便不通。癃闭中医辨证有下焦湿热与阳气亏虚之不同，因此治疗方法也各异。⑤尿血：凡血尿骤然发作，色红，尿道灼疼者，多为下焦有热；尿血频频，尿道不痛或微痛，腰膝酸软者，多因肾亏不能固摄所致。泌尿道肿瘤常以无痛血尿首诊，老年人无痛性血尿更需及早检查，以便早期发现肿瘤。

（七）问妇女经、带、胎、产

对妇女患者，一定要问月经情况、带下情况及胎产次数。

1. 问月经

主要问经期、经量、经色。周期提前，量多，色深红，质黏稠为血热；周期错后，量少，色淡红，质清稀为血虚；行经之前小腹疼痛，胀满拒按为气滞血瘀；经后少腹感到空虚而痛为虚寒。女性乳腺增生患者，常与月经不正常有关，且经前乳房胀痛，月经通畅后则缓解。如单侧乳腺肿块与月经无明显关系者，要警惕乳腺癌的可能性。

2. 问带下

带下是指女性阴道分泌物。带多而稀，色白味腥，多属虚寒；带黄黏稠、腐臭，多属湿热；带下色清而黏，多属肝经瘀滞。子宫颈癌患者常见花白带或五色带下，具腐臭为肿瘤合并感染所致。

3. 问胎产

除问胎产史外，恶性葡萄胎及子宫绒毛膜上皮癌属于胎产情况，子宫颈癌多见于多产妇，腺癌则常见于胎产少、不哺乳的妇女。

（八）问小儿

小儿肿瘤多系天生性，如血管瘤等；有时发育不良与畸形可与婴幼儿的一些肿瘤并存。

总之，问诊是疾病诊断中的重要一环，除现病史、发病情况、诊断治疗经过、治疗效果及反应、家族史、既往史、生活习惯外，现在病情的症状和自我感受叙述是中医辨证的重要基础，临床医生要熟练掌握问诊技巧，才能做到准确辨证。

四诊中除问诊外，还包括望诊、闻诊、切诊，现将与肿瘤辨证有关的内容简述如下。

二、望诊

望诊就是通过视觉，去观察患者的精神、色泽、形态和舌苔、皮肤黏膜等变化的一种方法。中医理论以为，人体的内外是紧密联系的，"有诸内，必形于外"。体内发生病变，必然会反映到体表，使上述几方面发生异常变化。

（一）一般观察

1. 望神

神是指精神、神志。首先看眼神，如果目光奕奕、神情爽朗，是精力充沛的表现，是谓"有神"。如果目无光彩，神情呆钝或萎靡不振，谓之"失神"。神志淡漠无欲状，精神萎靡，见于晚期危重或颅内肿瘤患者，也可见于有低血糖者。神志恍惚，视物不清，精神疲惫，是阴血精气不足的表现；神昏谵语，是邪热内闭的表现；情绪沉郁，若有所思，是情志不遂的变现。如果病已及晚期，循衣摸床，两手撮空，两目呆视，是神气将绝之兆。

2. 望形态

即望形体、动态，以了解患者体质及营养发育状态、抗病能力及病情的动态等。如发育不良和畸形，往往与小儿一些先天性肿瘤如神经母细胞瘤并存，日后也易出现白血病等其他肿瘤。营养不良及消瘦常见于癌症患者，进行性消瘦或体重下降，往往是癌瘤的一个信号。晚期肿瘤患者形肉大脱、大骨枯槁、大肉下陷、行走身摇是脏器衰竭的表现。皮肤憔悴，毛发枯折是肺气欲绝之征。

如果出现四肢抽搐，骤发有力，多属痰热生风之颅内病变；抽搐续作，徐徐无力者，多属虚风内动。肿瘤晚期患者亦有手颤，多为气血两亏、精血衰败所致。脑肿瘤的半身不遂由风痰瘀阻清窍，筋脉受阻所致。

3. 望色

包括颜色与色泽，色泽是脏腑气血盛衰和病理变化的外在表现。色泽以鲜润光泽为宜，最忌枯涩晦暗，后者是病在里，或久病气血已伤。晚期肿瘤患者贫血消瘦呈恶病质，常色晦枯槁；但久病危重者，如面色突然呈鲜艳浮红，则为精气将竭之先兆，即所谓"回光返照"，对此应有预见和警惕。

4. 望皮肤、黏膜

癌瘤常发生于表皮、黏膜，肉瘤则发生于皮下或黏膜下。贫血、脱水、水肿、皮肤枯燥常见于晚期肿瘤患者。肌肤甲错是内有瘀血阻滞经脉，肌肤失荣所致。巩膜、皮肤黄疸见于肝、胆、胰腺的肿瘤。皮肤局部红肿、焮热疼痛是气血壅滞，将生外疡；局部漫肿色白、不红、不热、不疼、不痒者为疽；坚硬而根深者为石疽。黑疔、翻花疮、恶疮阴疮等都属皮肤恶性肿瘤。一些恶性淋巴瘤的皮肤病变则属于风毒、风燥或湿毒的范围。

5. 望齿龈

齿为骨之余，由肾所主；阳明胃经络于齿龈。如肾精枯涸，则齿枯动摇，这在口腔癌放疗后津涸伤肾时常见。牙龈红肿灼热而痛，多属胃肠实热；牙龈出血常为阴虚火旺，或脾虚不能统摄血液。牙龈腐烂、齿落口臭，多为湿热熏灼，称为"牙疳"。

6. 望鼻

鼻为肺之外窍，又属脾经，因此肺气欲绝时鼻煽，呼吸困难。鼻色苍白，多为气血亏虚，脾气不足；鼻色青黑，多是阴寒内结；鼻头红赤，多是脾经湿热蕴结。鼻咽癌患者的涕中带血或鼻衄，则应视为毒热蕴结、热伤脉络所致。

7. 望头发

发为血之余，头发色黑而泽润是精血充足的表现。老年人精血渐衰，故头发逐渐变白而脱落。青壮年发白而脱落，则多为血分燥热或精血早衰。肿瘤患者化疗时伤津耗血，常产生脱发现象。

(二) 部分肿瘤特异性表现

消化与生殖系统癌瘤患者的下口唇，有时出现紫斑，沿下口唇唇白内侧的紫色斑，大如黄豆，小如绿豆，呈不整齐的圆形或椭圆形，数目不等。有时出现在唇黏膜上，排列不整齐，颜色自淡紫至暗紫，随病情发展而加深。

有时尚可见舌面前半部或舌边出现若干个不整齐的圆形紫斑，在消化系统、肝癌及女性生殖系统肿瘤患者较常见，可供临证参考。

三、舌诊

舌诊是中医望诊的重要组成部分，分舌质与舌苔两个方面。舌质的变化主要反映脏腑气血的寒热、虚实；而舌苔主要是观察病邪的深浅，寒、热、燥、湿的变化，以及消化功能的病变，但舌质和舌苔不是截然分开的，应互相结合进行观察。

（一）舌质

舌质可分舌色和舌态两个部分。

1. 舌色

正常的舌质颜色是淡红色的，深浅适中，鲜泽红润。病态的舌色有下列几种：

（1）红舌：舌色比正常色更红的是热证、实证。红而干是胃津已伤；红而干无舌苔，是伤津更甚。平时嗜饮白酒的人往往色质干红。舌色淡多属寒证、虚证。色淡红而无苔者，属气血素虚。如光而无苔，舌质淡红是气阴两虚。舌质鲜红是体内有热或阴虚生内热。鲜红无苔是阴虚火旺，舌红起刺是营分热盛；舌光红嫩无苔（镜面舌）为津液大伤之象，鼻咽癌、腮腺癌及头颈部肿瘤局部放疗时常见。胃肠道手术后，有瘘管形成，大量消化液丢失时，亦可见到镜面舌，说明它与消化液的分泌有关。如舌红而紫伴紫色斑块或紫点，是血热兼瘀。

（2）绛舌：深红而艳即为绛色，表示热在营血。舌绛而光，中心发干为心、胃被邪火燔灼，大伤津液；舌绛不润，干枯而萎为肾阴干涸。晚期肿瘤患者，邪热瘀毒入血分，常出现癌性发热，可见绛舌。肝癌晚期亦见此舌。舌绛而见紫斑，表示将有血证发生，应该引起警惕。

（3）紫舌：舌紫而肿大为酒毒攻心，见于老年阻塞性肺气肿、肺源性心脏病等。紫而晦暗，多属瘀血蓄积，常见于肝癌。舌紫粗焦而干，多是热毒；紫而黯淡滑润，多是虚寒见证。部分晚期癌症恶病质兼瘀血证时亦可见此舌象。

（4）蓝舌：提示疾病危重。蓝舌有苔者，脏腑损伤未甚；若蓝舌无苔，则属气血大亏。

2. 舌态

舌态指舌的形态。

（1）胖大：舌胖而色淡多为脾肾气虚；舌胖而大、青紫色暗者多有瘀毒。

（2）瘦小：舌体薄而瘦小，色淡红者是心、脾气血两亏；色嫩红者多为阴亏热盛；若色绛而干是热极津涸；多见于肿瘤久病邪热耗阴阶段。

（3）裂纹：舌红绛见裂纹多属血分热盛；舌绛光而干显裂纹属阴液大伤；舌质淡红、体嫩而有裂纹者属气血两亏。

（4）齿痕：不论舌体胖瘦或见何种舌色，凡舌有齿痕，皆属虚证。如舌体胖色淡有齿痕是脾气不足；体瘦舌红有齿痕属气血两虚。

（5）芒刺：舌体上有软刺是正常的。但如舌生芒刺，是邪热内结的现象，芒刺越大越多，说明热邪蕴结越重，多见于胃肠实热结滞等证。

（6）舌体强硬：如伴舌色红绛、高热神昏，是瘟病邪入心包，热毒壅盛；舌色淡、舌体抖颤伴言謇属心脾气虚；如舌颤而质红，则是肝风内动；如舌卷兼见阴囊内缩，称为"舌卷囊缩"，是肝经之气欲绝之兆，属危候。

（二）舌苔

舌苔的生成是由三方面所致，一是胃气所生；二是邪浊上升而生；三是由饮食积滞所成。舌苔主要是反映脾胃功能的状态和邪浊深浅。

正常舌苔由胃气形成，其状薄白而清净，不干不湿，不满舌。

（三）舌苔在肿瘤诊断治疗中的意义

近年来，癌症患者的舌象研究已引起极大关注。研究表明，病理性舌象异常在癌症中非常突出。癌症患者舌象对普查初筛、辅助诊断、病情分期、辨证分型、估计预后、指导治疗等均有临床价值。正如《辨舌指南》所说："辨舌质，可辨五脏之虚实，视舌苔，可观六淫之深浅。"舌象信息分析从数理角度证实了中医舌诊的各项观察内容对诊断疾病所带来的不同信息。目前对癌症患者亦多是依次从舌质、舌苔和舌体几方面观察研究。国内部分专家研究证实，舌象与癌症的发生发展有着一定的关系，并认为有一定的特点和规律。

1. 舌质

中医理论认为舌色青紫为瘀血内滞所致，而暗红舌与青紫舌具有相类同的意义，是瘀血之表现在舌象方面，中老年患者的暗红舌特别是青紫舌比率较高，也说明年高之人，元气衰败无力推动血行而成瘀。这说明临床上癌症患者多伴有气虚血瘀，血瘀是一个重要的病理因素，治疗时应采用扶正固本与活血化瘀相结合的方法。因此，暗红舌和青紫舌在癌症的诊断上具有重要意义，可作为协助诊断的一项客观指标，对临床辨证治疗有一定的指导意义。

2. 舌苔

癌症患者舌苔变化与正常人对照，发现薄白苔、腻苔、剥苔在正常人与癌症患者之间均有明显差异。腻苔除常见于胃、结肠、食管等消化道癌症外，在肺癌、淋巴癌、白血病中腻苔亦不少见，这些患者均伴有消化道功能紊乱；剥苔则以鼻咽癌、宫颈癌较多，可能与放疗伤阴有关。腻苔为湿邪停滞，剥苔为阴伤液耗，病理基础不同，舌苔表现亦异。

3. 舌下脉络

舌下静脉正常表现为主干不充盈，小静脉不扩张，有的癌症患者舌脉粗张异常。一些学者提出，舌下脉络异常粗张可作为血瘀的辨证依据之一。甚至有的提到，舌下静脉粗、络脉有瘀点紫黑者要警惕恶性肿瘤的可能。

四、闻诊

闻诊包括听声音和嗅气味两方面，肿瘤患者的闻诊要注意以下内容。

（一）听声音

1. 声音嘶哑

患者突然感到声音嘶哑，伴有流涕、咽疼，多是外感风寒，肺气不宣；声嘶渐起，逐日加重，久病失音，多是肺脏亏损或纵隔淋巴结受肿瘤侵犯，压迫喉返神经引起声带麻痹，产生声音嘶哑是晚期肺癌的一个常见症状，说明病情在进展。部分咽喉部肿瘤也会出现渐进性声音沙哑，应注意鉴别。

2. 呻吟

呻吟多是身有痛苦，肿瘤患者疼痛时异常痛苦，应予以高度同情，询问和检查病因，对疼痛进行仔细评估，及时处理。

3. 嗳气

嗳气是气体自胃向上，出于喉间，多属胸脘不畅，肺胃之气不降，原因是寒气稽留胃中或者肝气过旺致胃气不和。贲门癌、胃癌术后胃气不降，常见嗳气。

4. 呃逆

有气上逆从咽喉出，发生一种不由自主的冲激声音，如呃呃声，称为呃逆，是胃气上逆所致。肿瘤患者久病，发生呃逆常表现为长时间顽固呃逆，有时一连多日不能缓解，多属病晚期。晚期胃癌、肝癌等病变侵及横膈或刺激膈神经产生膈肌痉挛所致，有时亦见到脑瘤患者中枢性呃逆。

5. 呕吐

有寒、热、虚、实的不同。虚寒证的呕吐，吐势徐缓，声多微弱；实热证的呕吐，吐势较猛，声音粗壮，临床应结合四诊，判别病因，对症施治。

呕吐在肿瘤患者除食管癌、贲门癌或胃癌常见外，化疗或放疗亦常引起胃肠道反应，出现恶心呕吐，配合中药以和胃降逆，可以减轻和防止这一副反应的发生。

6. 咳嗽

初起，声音重浊，痰白，鼻塞不通，多是外感风寒，咳嗽也是肿瘤患者抵抗力降低时常见的并发症。咳嗽是肺癌或肺转移癌的主要证候之一。如咳声不扬，痰稠色黄，咳痰难出，为痰热壅肺；咳有痰而声低，痰多容易咳出，是寒痰或痰饮。咳嗽无力，咳白沫痰，咳嗽伴气促属肺虚证候；干咳无痰或少痰，低热盗汗为阴虚肺热；如咳嗽痰少带血，燥热口渴，为肺燥伤络，除肺之病变外，肿瘤侵及气管，放射量过大出现放射性肺炎或肺纤维化时，均可出现刺激性咳嗽，但以干咳为主。

7. 呼吸

患者呼吸的变化要注意及时辨证，呼吸短促而弱，吸气之后感到舒适，多属气虚证；呼吸气粗，呼气之后感到舒适，多属实证。呼多吸少，喘息急促，痰声辘辘，是为哮喘，多属气火上逆所致。若喘息短气，呼吸不续，声低息怯，是为虚喘，多因肺脾肾三脏气虚所致。

8. 语音

患者语声低微，断续无力，不愿多说，多属虚证、寒证；若语声高浊有力，或烦躁多言，多属实证、热证。患者神志昏迷，语无伦次，声音粗壮称为"谵语"，为实热证；若神志不清，呢喃吃语，声音短细称为"郑声"，为虚证表现，多见于肿瘤患者垂危阶段。

（二）嗅气味

肿瘤患者癌瘤溃烂，恶疮腐蚀发生恶臭气味。如肝昏迷的肝臭味；尿毒症有尿味。口中腐秽酸臭是胃内有热，或宿食停滞；口中有水果酸味多是糖尿病酮症酸中毒。咳痰黄脓腥臭是肺痈。头颈部肿瘤放疗后，或胃癌、肺癌早中期口中常有恶臭。

五、切诊

中医对切诊有着丰富的实践经验，切诊包括触诊和切脉两大部分。一般触诊检查方法和意义及脉诊的方法、诊断意义，已有中医诊断学方面的专著，此处不再赘述。现只就肿瘤临床诊疗与切诊有关的内容作简要介绍。

癌症属于全身性疾病，它的病理变化必然反映到脉象上来，中医传统脉象有 28 种之多，但临床肿瘤患者常以沉、细、弱、弦、浮、滑、数、涩、促、结（代）脉等多见。

（一）浮脉

轻取即得，按之稍减但不空虚。多主表证，浮而有力是表实证，多见于左手；如果阴亏于内，阳气浮越于外，或阳气虚损，也可出现浮而无力的脉，为里虚证。肿瘤患者外感可出现浮脉。

（二）弦脉

端直而长如按琴弦，多见于气滞、疼痛、痰饮等证。肿瘤患者多有气滞疼痛或痰饮内蓄，故可见弦脉；如老年患者素有肝阳上亢、高血压、动脉硬化症，虽有肿瘤亦多见弦脉。

（三）滑脉

往来流利，如珠应指，多见于痰湿凝聚、蓄血、停食、湿热内蕴等证。肿瘤患者有痰湿证时，常见滑脉。

（四）数脉

一呼一吸超过五至为热象表现，有力为实热，无力为虚热；弦数有力为病邪壅盛，细数无力是阴虚血亏。

（五）沉脉

轻取、中取都不及，重按始得，称沉脉，多主里证。有力为里实证，无力为里虚证。邪气郁结在里，正气与邪气相搏于内，所以脉见沉而有力。若血气亏虚，阳气无力升举，则往往出现脉沉而无力。

（六）细脉

肿瘤患者术后多见。浮而细软称濡脉；沉细无力称弱脉，都是虚损的表现。肿瘤患者术后或治疗后脉见沉细弱是脉证相符，表示无邪盛复发之象。

（七）涩脉

与滑脉相反，往来艰涩而不流利，古人把它形容如轻刀刮竹，像病蚕食叶。涩而无力是血少精伤，涩而有力是气滞血瘀或痰湿内阻之症积痞块。

（八）促脉

脉数而时有一止，止后复来无定数。脉数是有热有火，内夹血瘀、气滞、痰食阻滞，故偶见间歇，常见于疮疡痈块。如果促而无力，脉细则可能是虚脱之象，应警惕心气外脱。

（九）结（代）脉

脉来缓慢而时有一止，止后复来而无定数为结脉。多见于气痰壅阻，气滞血瘀，症积痞块，心脏衰弱。若脉来缓而时有一止不能复还而有定数（即五至一止或三至一止，止有常数），称代脉，是脏器衰微心气不足的表现。

以上诸脉中，浮、弦、滑、数均多数阳脉，是病有实邪的表现；沉、细、涩、促、结（代）等均多属正虚表现。由于癌症比较复杂，脉象也往往是数种脉象并见，因而反映的是一个综合病证。如沉细弱脉说明病在里，有气虚血亏的正虚，但却无邪实见证，这对一个肿瘤患者来说是好的，说明病情稳定。但如肿瘤患者见到弦滑数或弦数脉时，则常常表示病邪猖獗，病情正在发展恶化。有时在一些手术后，根治性放疗后的患者，原发病灶已经切除或消失，邪毒已去，理应脉来平和或只显气血亏虚的沉细脉，但这时患者如有滑数、弦数、细数等脉时，就要高度警惕是否余邪未净。此时如果患者有低热、红细胞沉降率快等现象时，即有肿瘤复发转移之可能，或是肿瘤可能已复发和转移至内脏。脏属阴，入脏之病，预后不佳。如果患者再度出现弦大滑数等诸阳脉时，是"阴病见阳脉"，脉与病情不符，是病势恶化之象征，此类脉象预后极差。

第三节　肿瘤的八纲辨证

八纲即表、里、寒、热、虚、实、阴、阳，是中医临床辨证论治的基础理论之一，对揭示临床病理变化的本质和指导治疗具有极其重要的意义。肿瘤疾病的症候表现极其复杂，对疾病的全面了解要靠四诊所得资料加以合参，而执简驭繁地掌握疾病变化过程的要领，则需用八纲辨证。任何一个患者，任何一个病证，都可以用八纲辨证来加以归纳。疾病的类属，不属阴，便属阳；疾病部位的深浅，不属于表，便属于里；疾病的性质，不属于寒，便属于热；而从机体与病邪的斗争来说，不是正虚，便是邪实。同一种疾病，由于个人体质及各种致病因素的不同，初病、久病与症候表现不同，则八纲辨证的结果也就不同，因而治疗方法也就不一样。所以说八纲是辨证的总纲。八纲辨证并不是孤立地运用阴阳、表里、寒热、虚实，而是相互联系分层参照进行。

一、阴阳

阴阳是八纲中的总纲，也是辨证的大纲。只有掌握了阴阳，才能推及表里、虚实和寒热的运用。中医通常把肿瘤列入外科范畴，但随着医学发展及对肿瘤学认识的不断深入，单纯用外科的观点已经远不足以解释和应对复杂的肿瘤疾病。古代外科文献中关于阴阳的论述有很多。《外科集验方》云："发于阳者为痈，为热、为实；发于阴者为疽，为冷、为虚。"又说："阳中有阴，似热而非热，虽肿而实虚……阴中之阳，似冷而不冷，不肿而实……"还说："阳中之阴，其人多肥，肉紧而内虚；阴中有阳，其人多瘦，肉缓而内实。"

中医认为毒邪"在脏在骨者多阴毒，在腑在肤者多阳毒""痈者热壅于外，阳毒之气也。其肿高，其色赤，其痛甚，其皮薄而泽，其脓易化，其口易敛，其来速者，其愈亦速。疽者结陷于内，阴毒之气也。其肿不高，其痛不甚，其色沉黑，或如牛领之皮，其来不骤，其愈最难，或全不知痛痒，甚有疮未形而精神先困，七恶迭见者，此其毒将发而内先败"。据以上所述，热、实、表为阳，寒、虚、里为阴。总括分为阴证与阳证两大类。

（一）阴证

精神委顿，语声低微，面色暗晦，目光无神，动作迟缓，身冷畏寒，近衣喜温，口不渴，尿清白，大便溏，苔白滑，舌质淡，脉沉细无力等，外证阴证为疽，毒结陷内，肿不高，色如常，痛不甚或全不知痛痒，形平塌，脓水清稀或臭败，神色萎惫，病在脏、在骨。预后其来不骤，其愈最难，有的疮毒未形成而精神先困，七恶渐次出现，成为不治之败证，这与恶性肿瘤的描述极其相似，故恶性肿瘤饮食为阴毒之证，因肿瘤初起漫肿，不红不痛，经久不消，消瘦神疲，均属阴证。

（二）阳证

精神兴奋、发热口渴，语声粗壮，面赤气粗，身热喜凉，便秘尿黄，甚则烦躁谵语，苔黄燥，舌质红，脉浮、滑、数而有力等，其外则热壅于外，其肿高赤，痛甚，皮薄而泽，脓水稠黏，神清气朗，易化脓，口易收，其来速，愈亦速。肿瘤一般来说是阴毒之证，如合并感染或肿瘤迅速恶化，则亦可出现阳证证候。人体内阴阳两者互为依存，平时，反映体质强弱的情况，在病时，直接影响疾病发展变化的趋向。当疾病发展至严重阶段时，可引起亡阴、亡阳，直至阴阳离决而死亡。

二、表里

表是指肌肤体表，里是指脏腑，借以辨别疾病所在部位和病情的深浅。表证一般是指感受外邪，病变较浅，易于治愈；里证是指邪毒深入脏腑，难以治疗；或因七情、饮食、劳倦所伤，病自内发而伤及脏腑，也属里证。《外科正宗》记载："疽者壅也，毒胜于外，其发爆，而患浮浅；疽者沮也，毒攻于内，其发缓，而所患深沉。"一般来说表证是邪气有余，里证是正气不足，而且表里辨证还必须与虚实、寒热结合起来，具体分析它是表寒、表热、表虚、表实；以及里虚、里实、里寒、里热等，分别论治。

肿瘤疾病一般起病缓慢，均属里证，作为肿物侵犯各脏腑组织，邪实客观存在，但久病耗气伤血必然导致体内正气虚亏，形成里虚证。当癌症患者有发热恶寒时才认为有表证存在；而里证发热，不恶寒多有定时，如午后发热等。

三、寒热

寒热主要辨别疾病的性质。凡由寒邪引起，或由阳气不足所产生功能衰退、阴气偏胜的症状，称为寒证；凡由热邪引起，或因其他病理变化（如湿郁化热、气郁化火、五志化火等），所产生功能亢奋、阳气过盛的症状，称为热证。

(一) 寒证

恶寒，手足冷，面色苍白，口不渴、喜热饮，小便清长，大便稀薄，苔白，脉迟。

(二) 热证

发热，恶热，面赤烦躁，口渴喜冷饮，小便短赤，大便黄黏较臭，肛门灼热或便秘，舌质红，苔黄，脉数。

肿瘤患者，邪毒瘀滞，常表现为热证；寒痰凝结，常表现为寒证，晚期患者病情复杂，常常寒热夹杂，虚实相兼，临证需详察细辨。

四、虚实

虚实主要辨清病邪的强弱与人体正气的盛衰，因此虚实是八纲中的一个重点，特别是与肿瘤等慢性疾病关系极大。虚常指正气而言，实是指邪气因素。就整体而言，恶性肿瘤的本质特点就是正虚邪实。

(一) 虚证

虚证即正气不足的见证，凡生理功能减退，久病耗损过多，少气懒言，食少自汗，乏力消瘦，精神萎靡不振，气短心悸，目视不正，手足冰冷，二便失禁，舌光无苔，舌质胖嫩色淡，脉细弱无力或疮口久不愈合，疮面色暗肉苍，脓水清稀等，均属虚证。

把握虚证还要结合四诊，具体辨别是气虚、血虚还是阴虚、阳虚等。

（二）实证

实证即病邪过盛的见证，凡声高气粗，胸腹胀满拒按，大便干结，小便不利，高热，烦躁谵语，肢节疼痛，口苦咽干，苔厚，舌质苍老，脉实有力等，均属实证。肿瘤局部焮肿疼痛，积日不溃，或坚硬如石，亦为邪实。寒湿阻滞，气滞血瘀，顽痰症积，或肿瘤包块坚硬均为邪实的表现。

在肿瘤的辨证论治中，辨明虚实情况是治疗成败的关键，八纲辨证结合气血、脏腑、经络的辨证，使之对癌症患者个体有全面的了解，针对邪实与正虚的情况，分别使用攻邪和扶正的治疗措施。

第五章　肿瘤的中医治疗

第一节　肿瘤的辨证原则

肿瘤的中医药治疗仍然按照中医四诊八纲办法进行辨证论治，首先要掌握以下辨证原则。

一、审证求因，把握病情

按八纲要求，首要辨清患者阴阳、表里、寒热、虚实的属性，然后根据其病因，病机，以及气血、脏腑、经络的失调表现，加以综合分析，做出证型的辨证。不同的病机，在疾病的各阶段病理表现也不尽相同。所以，抓住病因病机审证求因这个纲，才能理顺关系、把握病情、纲举目张。

二、病证结合，统揽全局

由于肿瘤疾病的复杂性，要求我们临床治疗必须坚持传统理论与现代思维相结合。在遵循"诊断标准化、治疗个体化"的前提下，根据肿瘤的生物学特性及发展规律，确定辨病的基础。例如，面对一个肺癌患者，首先要诊断清楚哪一叶肺占位、浸润或转移情况、细胞类型、分化的程度，这些都属于疾病的诊断范畴。有了这些还不够，还必须进行中医辨证分型，弄清患者属哪一个证型才能更好地施治。辨证与辨病相结合，既有中西医双重诊断标准，又有中医分型论治。这样，不但可以纵观全局，清楚是何种癌症，掌握预后；更可以横观细貌，弄清楚患者表现为何种证型，体内气血、阴阳、脏腑、经络受损的程度，对疾病全盘了解。

三、掌握局部与整体的辩证关系

疾病过程中，局部与整体是对立统一的辩证关系。局部病灶的存在可以引起脏腑器官组织的反应，导致全身各系统的功能失调和形态变化；反之，全身整体状况的好坏又往往左右治疗的成败及局部治疗的效果。所以对一个癌症患者，治疗前必须先弄清楚患者的全身状况，包括精神情绪，体质强弱，饮食嗜好，各脏腑、气血的功能状态；同时，掌握肿瘤大小、性质及发展浸润情况。当整体情况较好时，治疗则以攻伐为主，如宫颈癌、皮肤癌、乳腺癌等；而晚期患者全身衰弱，肿瘤已广泛转移时，则必须侧重于正气的维护，特别是调理脾胃、补气养血，尽可能减轻患者的痛苦，改善患者的生活质量，延长其生存期。

四、辨标本缓急

病有标、本之分。治疗疾病原发过程，消除内外致病因素，调整已经失调了的气血、脏腑功能，控制和消除肿瘤病变，都属治其根本。针对恶性肿瘤的各种并发症和疾病过程中出现的一些急症，有些甚至威胁着患者的生命，这些证候都属于标证，如出血、感染、呕吐、疼痛、腹胀、腹泻、脱水、胸腔积液、腹水、发热、咳嗽等，需要及时治疗或对症处理，即是治标。中医诊治原则是要求"治病必求其本"，所以首先要对病本进行治疗，但恶性肿瘤患者常出现标本错综复杂的情况，治疗时常要标本兼顾，实际上病本不除，标证也难治。如癌症胸膜转移时产生胸腔积液，胸腔积液压迫致呼吸困难、不能平卧，这时治疗胸腔积液，减轻压迫症状是当务之急，但如果不以控制胸膜转移病灶为着眼点，单纯抽水放液是不能控制的，标证治疗也难收效，所以唯有在标证急迫之时，当"急则治标"以解决当务之急，待标证缓解，再固本治疗。因此，临证时必须弄清标本缓急并权衡孰轻孰重，方为全策。这就是辨证的大原则。

第二节　中医辨证论治原则

一、异病同治与同病异治原则

肿瘤疾病种类繁多，病情复杂。虽然是不同的疾病，但有相同的病因、病机。例如，无论肺癌或肝癌，都可以有气滞血瘀、毒热蕴结等病理变化，这就要用相同的方法治疗；又如，不同的癌症，在其发展过程中，出现了同一性质的病理变化的气阴两虚证型，都可用益气养阴法治疗，这就是异病同治。如表现为"痰湿蕴结"病机的肺癌和恶性淋巴瘤，两者虽然是不同性质的疾病，但因为它们都是由"痰湿"引起，中医就都可以用化痰利湿法来治疗；又如，许多癌症患者都可见到舌上瘀斑、痞块肿物等，中医认为是"血瘀症"，就都可以用活血化瘀法来治疗。各种肿瘤患者，如为毒热内结引起，则清热解毒法就成为这些不同肿瘤的共同治则。

相同的疾病，由于病因及病机不同而用不同的方法治疗；同是一种肿瘤，甚至是同一个患者，在不同阶段，反映出的疾病性质不同，出现不同的证型，也要用不同的方法治疗。这就是同病异治。例如，肺癌患者，有的表现为气阴两虚型，有的是痰湿蕴结型，其治疗法则就不同。食管癌上段患者多为火热；中段患者多为气痰互阻；下段患者常为痰湿蕴结，在治疗中也应做不同的处理，这就是中医辨证论治的特点。在肿瘤治疗中，不论化疗或放疗也应根据不同个体所表现的证型，根据"三因制宜"原则摸索其治疗规律，绝不能千篇一律，草率治之。

异病同治与同病异治是中医治则学的灵魂，也是中医学理论的经典原则，其理论在长期的临床实践中得到不断补充和完善，对中医治疗学的发展与创新产生了深远的影响。

二、虚实补泻治则

"虚则补之""实则泻之"是中医总的治疗原则。当某脏腑虚弱时，一方面可直接补益该脏；另一方面，还应该从整体考虑，补益与其关系密切的脏腑，这种治疗方法称为"虚则补其母"。例如，肺气虚用健脾益气法治疗，也称之为"培土（脾）生金（肺）法"。有时通过与其有生克关系的脏腑进行治疗，如肝气郁结必将影响脾胃功能，造成肝脾（胃）不和，这时就要用疏理肝气的治疗方法来调和脾胃功能；或者增强脾胃功能，反过来抑制肝气的亢盛，这被喻为"抉土抑木"，亦即古人所说"治肝先治脾"的说法。所以，肿瘤患者的治疗应进一步了解脏腑之间的相互促进、相互制约的关系，切实掌握虚实补泻的原则。

三、兼顾"先后天之本"的原则

水谷运化和精微营养物质的化生及气血的生成，均依赖于脾胃功能的正常发挥。肿瘤患者随着疾病的发展，肿瘤毒素的作用或抗肿瘤治疗（如手术、放疗、化疗及中草药），都能损伤脾胃功能，出现食欲不振、恶心、呕吐、腹泻、腹胀等。后天之本受损，水谷精微摄入不足，气血生化乏源，加上肿瘤的消耗，常易引起恶病质。中医健脾益气法能增强消化道腺体的内、外分泌功能，增强小肠吸收功能，改善营养状况和精神、体力，提高患者的细胞免疫功能。所以，若要促进机体早日康复，就必须千方百计地恢复和重建脾胃功能，即保住"后天之本"显得尤为重要。

"肾"是先天之本，是藏元阴元阳所在，是人体生命的泉源。老年人之所以患癌症较多，其原因之一就是肾气逐渐减弱，肾气亏损，各脏腑功能、气血阴阳就容易失调。研究表明，补肾可以增强肿瘤患者的细胞免疫功能，增强内分泌调节功能，特别是增强垂体肾上腺皮质功能及性腺内分泌功能等，所以，固"先天之本"亦是治疗肿瘤的重要治疗原则。

肿瘤患者经过放化疗后，常常出现气阴两伤，治疗时宜用健脾益气、滋补肝肾之法，也就是保后天之本与补先天之本相结合。这样能增强患者的精神、体质和抗癌能力，既提高了放化疗的完成率，又有效保护了患者的先后天功能。"先后天同时兼顾"的原则在肿瘤治疗中的运用实践，彰显了中医治疗学的博大与精深。

四、治疗方法的三个结合原则

（一）内治与外治相结合

恶性肿瘤是全身性疾病，整体应从内治着手，才能达到疗效。部分肿瘤生长在体表或与外界相通的部位，如宫颈、阴道、直肠肛门、口腔等，可以直接应用外治法，即在局部病灶部位予以各种外治以消除肿物。实践证明，中医治疗恶性肿瘤，凡能内治与外治相结合，疗效均较好。如宫颈癌以局部外用药为主，配合内服汤药，取得一定疗效。皮肤癌亦以外用药皮癌净、五虎丹为主而取得效果。中医外治有丰富的经验，历代在肿瘤治疗上也创立了一些外治法，所以采取内治与外治相结合的原则，能取得更好的疗效。

（二）辨证论治与单验方及民族医药相结合

中医辨证论治是传统的治疗方法，但是在民间还流传着不少行之有效的治疗肿瘤的单方、验方及民族医药，这些方药在解决某些证候及解除某一特定的病证方面有一定效果。一些方药简便易行、就地取材，符合简便廉验的原则。但是，单验方和单味中草药有一定的局限性，它们不可能对所有肿瘤均有效，也不能要求它们治愈每一位肿瘤患者。因此，不能单靠一方一药把肿瘤治愈，还要与辨证论治相结合。把辨证论治原则和单验方的运用有机地结合起来，把民族医药与中医药结合起来，互相补充，取长补短，可让更多患者获益。

（三）中医治疗与现代医学治疗相结合

在辨证原则中我们提倡辨病与辨证相结合。在治疗上，就需要把中医药治疗与现代医药治疗相结合，形成优势互补。如通过采用肿瘤手术切除前后（围手术期）的中医药治疗、放化疗配合的中医药治疗以及术后、放化疗后的中医药维持治疗，以期进一步巩固疗效，抗复发，防转移等。通过中西医结合治疗常使患者术后恢复较快，放疗、化疗的毒副反应减轻，并可延长患者生存期。中医特别注重整体功能的调整，十分强调人体自身的防御抗癌能力，中医的扶正培本法及其他治疗能增强机体免疫功能，改变机体的内在环境和条件，从而使癌症得到控制，所以许多患者得以带瘤生存。中医的扶正抑癌对消除肿瘤包块的作用较小，针对性差；而手术切除、放疗和有效化疗，能消除癌症病灶，控制肿瘤的发展，甚至取得了根治性效果，但这些有效手段在杀伤癌细胞的同时，也同时损伤增生活跃的正常细胞和器官组织，产生一系列毒副反应。这时根据中医辨证治疗，就能减毒增效。所以把中西医攻补手段有效地结合起来，就能提高疗效，取得较现有中西医单独治疗更好的效果。中西医结合既不是中药加西药的简单拼凑，更不是各自取代，而是中医西医在理论上互相渗透、融会贯通、扬长避短、取各自精华。这种手术、放疗、化疗和中医药结合多学科综合治疗的模式，正是我国肿瘤治疗学发展的重要原则。

五、扶正与祛邪的关系原则

扶正与祛邪的关系原则是中医最基本的治疗原则。扶正就是使用扶助正气的药物和治疗方法，配合适当的营养和功能锻炼，以增强体质和提高机体抵抗力，达到战胜疾病、恢复健康的目的。这种扶正治疗适用于以正虚为主的肿瘤患者；祛邪，就是使用攻逐毒邪的药物和治疗方法，或运用针灸等各种治疗方法，祛除病邪，控制癌症，以达到邪去正复的目的，适用于以邪盛为主的病证。在疾病过程中，正邪之间经常处于相互消长、不断变化之中，因此，应把"扶正"与"祛邪"辩证地结合起来，权衡病情，以扶正为主或以祛邪为主，或先攻后补或先补后攻，或攻补兼施才能知常达变。

通过长期的肿瘤临床实践，我们对"扶正"与"祛邪"的关系法则认识已逐步深化。有些人认为中医治疗肿瘤就只是"扶正"，"扶正"就是只用补法，这是对中医学的偏见。扶持正气不仅是"补"其虚弱、不足，还应包括对失去正常活动的生理功能的调整，即对脏腑、气血、阴阳的调理。李东垣在《内外伤辨惑论》中说："温之、和之、调之、养之，皆补也。"扶正的另一层意思如《医学启蒙汇编》所云："去其所害，气血自生"，去其所害蕴含了气血自生的意思，并非单纯靠补。同样，"祛邪"的方式方法也因邪的不同性质而异。中医主张对外邪要"直攻其邪""折其毒势"（《备急千金要方·伤寒例第一》），但对于由病邪引起的病理损害及失调，则主张予以调理。"调之使和"，即使之恢复生理的正常功能状态，修复病理损害，既有消除病理损害的"祛邪"的一面，又有恢复正常生理功能的"扶正"的一面，体现了中医治疗学的辩证法思维特点。

中医学认为"邪能伤正""正能胜邪"。这是两种不同的对立统一的观点。一种主张优先祛邪，认为祛邪才能安正，邪去正气自然恢复。如金元四大家之一的张子和在《儒门事亲》中指出"若先论攻其邪，邪去则元气自复也"。他认为，补虚扶正要有一个过程，缓不济急，故主张先攻其邪，邪去则正复。但张景岳认为，癌症患者正气日衰，不能胜任攻伐，应以扶正为主，所谓"养正积自除"（《景岳全书》），即主张扶正以祛邪。

在古籍文献中，对晚期肿瘤及气血衰败患者多主张补益气血，调理脏腑阴阳，以减轻患者痛苦，延以时日。应该用实事求是的观点认识扶正与祛邪两者的辩证关系，根据客观病情的虚实而定攻补；既看到祛除病邪的积极意义，如手术、放化疗对某些癌症的有效作用和积极意义，又看到扶持正气也是祛邪的重要保证。

要更好地接受祛邪的各种治疗，就必须要依靠人体正气，并为祛邪治疗创造条件。营养状况好、身体抵抗力强、后天脾胃消化功能好的患者，手术后的恢复将更快，耐受放化疗的能力更强，能接受更大的剂量，这就为祛邪抗癌治疗提供了条件。反过来，要维护好正气，使不再受病邪的破坏和损伤，不单纯只是扶持正气以抗邪，还必须积极地祛除病邪。我们认为，在抗癌治疗过程中，积极消灭癌肿（祛邪），治疗病本是最重要的，也是最稳妥、最首选的治疗原则，这时祛邪法对机体来说，在某种意义上也可看作是一种"补法"，祛邪亦即扶正。如食管癌患者由于放疗控制了病灶，患者情况一天天好起来，正气一天天增强，客观检查患者的细胞免疫功能也有明显上升，这就是"邪去正复"的表现。我们也看到许多用中药使癌症和病情得以控制的或者治愈的患者，大都是采取以祛邪抗癌为主的治疗方法。单纯补虚扶正是难以消除肿瘤的。如果片面地强调扶正，有时候反而会贻误最佳治疗时机；又如有的患者已属晚期，消瘦衰竭，但该患者的肿瘤性质是属于对放疗或化疗敏感的病例，这时如果要等待患者体质恢复之后再放疗或化疗是不可能的，愈等愈失去治疗机会。因为在病情快速进展的情况下，消耗和破坏总是占主要地位的，所以这时小心谨慎但又胆大细心地给予有效的抗肿瘤治疗，常常能取得一定效果，为争取更长时间的存活赢得机会。

在肿瘤的治疗中，祛邪抗癌虽然是消除肿瘤的主要手段，但是，不顾病情，一味攻邪反伤正气，甚至造成病情急剧发展的恶果。以"扶正与祛邪"相结合的原则指导肿瘤的治疗，应按不同患者的不同具体情况而区别对待，如病属早期，正气尚未大衰，治则重在祛邪。"当其邪气初客，所积未坚，则先消之而后和之"（《医学心悟》）。如果患者正气受损，则在祛邪的同时兼以扶正；如果病已属晚期，正气不支，已不任攻伐，特别是无敏感特效之剂，则当以扶正为主，少佐以祛邪抗癌。应当指出，患者经手术或放化疗后，肿瘤已经去除或得到了控制，机体亦受到一定程度的损伤，故治疗上当以扶正调理为主。但临床常看到，除早期肿瘤手术较为彻底外，Ⅱ期及以后分期的手术中很多病例往往余邪未净，易于复发和转移，故仍以扶正与祛邪相结合治疗为宜。肿瘤患者在放化疗及药物治疗时，很大程度上会对机体造成损伤，所以治疗期间最好配合中医药，给予更加人性化的扶正调理，这些措施不仅可以减轻放疗、化疗的毒副反应，而且可以加强机体的抗病力，提高机体免疫功能，增强治疗效果。中西医结合治疗肿瘤的实践证明，如能正确地运用扶正和祛邪的关系原则，确实能够获得良好的效果。

第三节　辨证施治的内容

　　辨证施治的过程，要按以下几方面掌握具体的辨证步骤，以保证治疗方案的全面和准确。

一、辨病位

　　肿瘤病灶生长的部位与脏腑经络密切相关，除本脏本腑本经之外，还可能波及其他脏腑经络。除各内脏癌症属所生脏腑外，根据中医理论，某些部位与某些脏腑经络相关。如我们把乳癌归属肝胃二经，因为肝经与足阳明胃经均与乳腺相连；子宫癌属冲任二脉；口腔癌属心脾二经病变；舌为心之苗，舌癌亦常为心火过盛所致；眼部肿瘤属肝；耳前后颈部肿瘤属肝胆；阴茎癌属肾；脑瘤归属于肾；血液病的骨髓病变亦常归于肾。这些疾病部位都是根据中医理论脏腑经络的相属关系及表里关系来辨别的，只有辨明病位，治疗才能做到有的放矢。

二、辨病机

　　疾病的发病机制包括病因辨认这一内容，如"诸痛疮疡，皆属于火"。在辨证分析时，不但要分清常见的肿瘤病因痰湿邪毒、积食、七情、气滞血瘀等，同时还应分析病属气、属血，病在何脏何腑，结合证候分类，脉证合参，从而全面掌握肿瘤的发病机制和疾病的变化过程。中医临床理法方药中的"理"，指的就是病理机制，只有辨清了病机，才可能有相应的治疗法则，然后才能根据理法来立方遣药，辨证施治。例如，根据临床症候分析，认为某患者是因痰湿凝聚所致肿瘤，治疗则应该用化痰散结、利湿健脾等方法；

如系邪毒蕴结，则应解毒散结；如系积食，则需化滞消积。所以辨病机是辨证的核心。

三、辨病性

根据临床症候及舌、脉变化，进一步分析肿瘤的良、恶性质，病期的早晚，疾病的属性，病的好转与恶化等。至于疾病的寒、热、虚、实及阴、阳的属性在八纲辨证中已作讨论，此处不再赘述。

肿瘤的良性与恶性，除现代医学根据病理形态学的检查可以明确外，中医还可根据病程、局部表现及预后、治疗效果来判断。恶性肿瘤大都起病缓慢，体表恶性肿瘤往往根脚散漫，无痛无痒，肿物坚硬，长久难消，久则溃烂翻花，终成疮陷，不能收口，属于阴疽恶疮。如瘤形高肿，红热焮痛，伴有热象，可以由阴转阳，多为合并感染所致；久则流脓流汁，恶臭熏天。良性肿瘤大多形整光滑，生长缓慢，不溃不散，易于辨识。

根据患者全身情况和局部肿瘤的变化，邪、正斗争状况，恶性肿瘤患者的临床发展过程，大致如下。

（一）初期

起居饮食如常，无明显自觉症状，肿块或显或不显，亦无转移，舌脉大多正常，此时形体尚实，邪亦初起，治以攻毒祛邪为主。

（二）中期

肿瘤已发展到一定阶段，肿块增大，耗精伤气，饮食日少，乏力形瘦，已显正虚邪盛之象，邪正相持，需攻补兼施治疗。

（三）晚期

肿瘤已发展到后期，远处或多处转移，积块坚满如石，面黄肌瘦，削骨而立，显出恶病质。此时正气大衰，多以扶正调理为主，以期减轻痛苦、改善症状。可积极调动患者的主观能动作用，使其以顽强意志与疾病做斗争，同时大力补虚扶正，增强患者的抗癌能力，以冀控制病情发展。

四、辨善恶断预后

中医通常根据临床经验将一些证候作为判断预后的指标。如《太平圣惠方·卷六十一》就有"五善七恶"之说，认为五善中见三善则预后较好；七恶中见二恶则预后不良。虽然这不是绝对的，但可供临床参考。

（一）善证

（1）精神爽健，舌色鲜明，无口渴烦躁现象，睡眠正常。

（2）身体轻便，情绪安定，无恼怒惊恐，指甲红润。

（3）唇口滋润，饮食知味，脓色稠黄无臭味，大便通畅。

（4）语言清晰，呼吸正常，无痰喘咳嗽，皮肤润泽。

（5）不发热，口舌不干燥，小便清长，夜能熟寐。

这都是病在腑、在肤的轻证，病微而邪毒尚浅，如治疗及护理适当、饮食得法，则预后多佳。

（二）恶证

一般所谓七恶的症候，多是由于患者的元气虚弱，或溃后脓血淋漓，以致气血大虚；或因用大量寒凉攻伐之剂，使气血失调，脾胃受伤而致虚，邪则乘虚而入。

（1）神志恍惚，烦躁不安，言语不清，目视不正，双眼上吊。

（2）皮肤枯槁，短气鼻煽，痰多气喘，不能平卧，声音嘶哑。

（3）日见瘦削，饮食不下，呕吐呃逆，顽固厌食。

（4）肿瘤坚硬，癌积日大，或溃后疮形紫黑下陷，脓液清稀而臭或脓血淋漓，臭不可近。

（5）全身浮肿，或面颈浮肿，或青筋暴露，或腹大如鼓。

（6）面色苍白，或黧黑无华，舌卷阴囊上缩。

（7）呕血，便血，咯血，皮下出血，冷汗如油，四肢厥逆或高热不退。

（三）六不治

在《扁鹊传》中，详细列出了临证有六种情况为难治或不治之症，可供临床对预后判断做参考：骄横放纵，不讲道理；轻身重财；生活无规律；阴阳交汇，气血逆乱；脏腑气血不和失去功能；体瘦不能服药；信巫不信医。

第四节　肿瘤的中医治疗方法

一、辨证施治

辨证施治是中医临床认识疾病与治疗疾病的主要方法。辨证施治的过程是掌握疾病病理与生理变化规律，从而立方遣药、进行治疗的一个过程。辨证施治强调治病必求其本，通过审证求因，抓住疾病病理本质，加以调理和治疗。如果辨证正确，相应的理法方药就可以起到作用。在肿瘤治疗过程中，虽然各种癌瘤的病因、病理和特性不同，但在某一种疾病的不同阶段中，可以出现不同的证型。许多不同种类的肿瘤，在某一时期能出现相同的症候，如肺癌可以出现气阴两虚证候，而在放疗、化疗后也可以出现气虚与阴虚的症候，其治疗方法大同小异。肿瘤包括各种不同的种类，其细胞类型、生物学特性、癌瘤发生发展的规律都不相同，所以要根据不同病因、病理和体质情况进行辨证施治。

现将中医关于肿瘤的常见主要证型的辨证施治简要归纳如下。

（一）气滞

外感六淫，内伤七情，以及痰饮、湿浊、宿食、瘀毒等原因均可影响人体的气运行失常，引起气滞、气郁、气逆等。因部位不同而异，肿瘤患者常见的气滞具体如下。

1. 肝郁气滞

肝喜条达，肝气以疏为顺，如因情志不遂、郁怒忧思均可引起肝气瘀滞，产生易怒、易激动、两胁胀疼、少腹气痛、乳房作疼结块、脉弦等症状。治以疏肝解郁，方以逍遥散加减，常用药为柴胡、香附、郁金、当归、青陈皮、橘叶、夏枯草、八月扎、川楝子等，适用于乳癌初起、肝癌早期和其他肿瘤患者有上述症状者。

2. 肺气壅滞

当外感风寒，遏于肺脏，或肺气失于宣降，壅滞于内，或因痰涎壅盛，阻塞气道，均可引起肺气壅滞。症见咳喘上气，胸闷发憋，气短气促，脉细涩或滑弦。常见于肺癌或肺转移癌，或合并有肺气肿、支气管及肺部感染的其他肿瘤患者。治宜通宣肺气，或肃肺降气，方予清金化痰汤加减，常用药物有苏子、苏叶、麻黄、桔梗、射干、牛蒡子、浙贝母、黄芩、旋覆花、葶荑子等。

3. 胃气不降

胃气以降为顺，如胃气不降而上逆，则产生暖气、恶心、呕吐、呃逆、反胃、胃脘作胀、不思饮食等症，常见于食管癌、胃癌、贲门癌、肝癌等患者，亦可见于放疗、化疗后的副反应以及其他恶性肿瘤引起的胃肠道证候。治宜理气宽中，和胃降逆，常用降气汤加减，常用药物有旋覆花、代赭石、枳壳、木香、半夏、厚朴、佛手、香橼皮、绿萼梅、沉香、柿蒂、檀香、甘松、山土瓜等。

4. 腑气不通

腑气以通为顺，食积停滞，肠道受压，部分梗阻及胃肠功能紊乱引起胃肠腑气不通则出现腹胀、腹痛，肠型包块，大便秘结，甚则呕吐，腹中绞痛，脉来弦紧或弦数等症状。治宜通腑化滞，通里攻下，常用承气汤加减，常用药物有莱菔子、山楂、枳实、槟榔、大腹皮、厚朴、大黄、芒硝、火麻仁、郁李仁、番泻叶等。

（二）血瘀

血行脉中，循环不已；血行障碍则形成瘀血。由过劳、跌扑损伤、寒热失调、气滞、气虚等可产生血瘀。临症常见胸胁刺痛、症积肿块，以及经闭、痛经及血肿，瘀斑瘀点等。肿瘤患者常有下列血瘀表现。

1. 气滞血瘀

气为血帅，血随气行，气滞日久必致血瘀，血瘀亦多伴气滞，气血凝滞不散，积瘀而成肿块。所以肿瘤包块的形成多属血瘀，特别是合并有疼痛的肿块，疼痛大多有固定部位，可扪及肿物包块，舌质暗红，有瘀点瘀斑等症。

故治疗常用理气活血法，主方以血府逐瘀汤加减，常用药物有枳壳、枳实、乌药、木香、降香、八月扎、川芎、丹参、桃仁、红花、三棱、莪术、泽兰、鸡血藤、牛膝、王不留行、土鳖虫、干漆、急性子、水红花子、刘寄奴、马鞭草、苏木、虎杖等。

2. 气虚血瘀

气滞可致血瘀，气虚不能帅血而行亦可致血瘀，这在肿瘤患者中更为多见。部分患者在肿瘤手术后，气虚而引起血瘀；有的是因肿瘤消耗而致气虚血瘀者，此时不但有血瘀，而且兼有气虚表现，呈现疲乏无力，食纳减退，腿软，舌淡胖有齿痕，苔薄白、脉细涩无力等症状。如同时有瘀斑瘀点，肚腹结块疼痛或痛有定处，刺痛等治宜益气活血，常用药物有黄芪、人参、太子参、丹参、赤芍、鸡血藤、红花、益母草、泽兰、平地木、虎杖、石见穿、急性子、乳香、没药、郁金、延胡索、三七等。这时因有气虚，故破气、伤气、行气药要少用或不用，破血攻坚药亦少用，以免进一步耗气伤血。

3. 血瘀经络

经络内连脏腑，外达四肢百骸及肌肤筋肉，肿瘤患者血不循经，溢于经络，形成皮下瘀斑、瘀点；或伴皮下肿物青紫肿疼，面色黧黑，口唇有黑斑块，爪甲有暗黑色素沉着。如果通过浅静脉化疗，常会沿静脉血管有色素沉着，或有血栓性静脉炎，此为血瘀经络。治宜通经活络，祛瘀活血，常用药物有归尾、川芎、赤芍、桃仁、红花、水蛭、鸡血藤、刘寄奴、鬼箭羽、没药、牛膝、桂枝、三棱、莪术、延胡索、丝瓜络等。

4. 血瘀症积

血瘀于内形成症积肿块，胸腹部肿物症积均有血瘀或死血。下面书中记载的情况都与血瘀有关。《古今医统》描述食管癌时曾说："凡食下有碍，觉屈曲而下，微作痛，此必有死血。"《医林改错》指出"肚腹结决，必有形之血"。治宜破血祛瘀，攻症消积，常用药物有三棱、莪术、桃仁、红花、皂刺、穿山甲、水蛭、鬼箭羽、喜树、乳香、没药、土鳖虫、蜣螂、斑蝥、鼠妇、苏木、急性子、石见穿、郁金、毛冬青根、干漆、五灵脂等。

(三) 痰凝

痰和饮都是病理产物，稠浊者即为痰，稀薄者即为饮。两者同出一源，都由脾虚不能健运所致，且与肺、肾二脏有密切关系。广义地说，痰除有肺咳吐之痰外，还包括由于痰流注在体内其他脏器或体表而形成各种各样的痰证，肿瘤形成与痰有关。

1. 痰气互阻

痰犯于肺可见咳嗽，气喘，喉中痰鸣，胸部痞闷，脉弦滑，舌淡红，白润苔，为痰与气互阻气道，常见于晚期肺癌痰湿型患者。治以降气化痰，代表方如三子养亲汤和苏子降气汤加减，药物如苏子、莱菔子、白芥子、旋覆花、陈皮、枳壳、厚朴、葶苈子、牛蒡子、瓜蒌、冬瓜仁、杏仁、桔梗、南星、半夏等。在食管癌亦可见到痰气互阻，咳吐痰涎，胸闷发堵，噎塞不通，饮食不顺。治以化痰降气、通道消噎之品，可改善症状。除上述诸药外，可加用丝瓜络、威灵仙、急性子、木鳖子等。

2. 痰热蕴肺

常见于肺癌合并肺部感染，表现为咳吐黄痰，黏稠有块，面赤烦热，口干唇燥，舌苔黄，脉洪滑而数。可伴有热盛发热，痰火内扰，导致神昏谵语。治宜清热解毒，化痰散结。药用银花、连翘、桑皮、瓜蒌、黄芩、鱼腥草、金荞麦、鸭跖草、蒲公英、前胡、马兜铃、青黛、丹皮、知母、生石膏、天花粉、人工牛黄、猪胆汁、竹沥水等。

3. 寒痰凝滞

痰证表现为寒性者，痰白而稀如水，畏寒背冷，气喘遇寒加重，或肢凉，或痰白成块，或阴疽久治不愈，舌苔白润，脉沉迟，为阳气不足、寒痰凝结所致。部分肿瘤包块亦常归之为顽痰作祟。治宜温化寒痰，药用生南星、生半夏、生附子、独角莲、紫菀、皂角刺、威灵仙、山慈菇、核桃仁、白芥子、款冬花等。

4. 痰瘀交结

痰瘀成核，流注皮里膜外，形成皮肤及皮下肿块，表现为瘿瘤、瘰疬、恶核、失荣、石疽等。治宜化痰祛瘀，药用浙贝母、夏枯草、生牡蛎、海藻、昆布、瓦楞子、半夏、桔梗、白芥子、南星、黄药子、小红参等。

5. 痰滞经络

腰膝关节痛，或阴疽、痰核、漫肿不疼，或皮下脂肪瘤等，脉沉细滑，舌淡薄苔或腻。治宜利气豁痰，通络散结，药用白芥子、白附子、莱菔子、陈皮、枳实、丝瓜络、路路通、威灵仙、半夏、地龙、天龙等。

6. 痰浊阻窍

痰浊随气上逆，蒙蔽清窍，症见头痛有定处，头沉，呕恶吐痰涎，胸膈满闷，气短，甚则神志不清，舌暗红苔白腻，脉弦滑，见于脑瘤或脑转移癌。治宜涤痰化浊，通络开窍，常用药有白术、苍术、半夏、菖蒲、远志、僵蚕、全蝎、天麻、佩兰、南星、川芎、白芷、威灵仙、郁金、瓜蒌、魔芋等。

（四）湿聚

湿邪重浊滞腻，湿邪致病容易缠绵反复，湿浊内蕴是肿瘤患者常见证候。

1. 湿毒浸淫

湿毒流注于肌肤，则浸淫溃烂，经久不愈，渐渐浸润蔓延，流汁流水，脉滑舌苔白腻。治宜燥湿解毒，药用苍术、白术、半夏、厚朴、白鲜皮、萹蓄、赤小豆、生薏苡仁、防己、土茯苓、鸡骨草等。

2. 湿邪内蕴

湿邪在体内可依据体内环境寒化或热化。如脾阳素虚，易从寒化，胃热则易从热化；过用寒凉药，易从寒化，过用温燥药，易从热化；湿邪流注关节，郁而化热，可见四肢关节肿痛沉重；或午后发热，心烦，渴不欲饮，小便黄赤而少。湿热熏蒸还可能出现黄疸。湿证常见于肺癌、肝癌、胆囊癌、胃肠癌，或其他癌症有肺、腹腔、盆腔转移灶之时。治则应以清热利湿为主，药用茵陈、藿香、佩兰、薏苡仁、金钱草、木通、滑石、车前草、防己、白术、茯苓、萹蓄、瞿麦、通草等。

3. 水湿内聚

水湿不化，停聚体内则形成有形之水，溢于皮肤则发为水肿；凌于心肺则气短而喘，咳吐痰涎，蓄于体腔则有胸腔积液、腹水，脉沉滑，舌淡白苔。治宜逐水利湿，药用白术、茯苓、猪苓、车前子、泽泻、冬瓜皮、冬葵子、木通、竹叶、三白草、防己、土鳖子、大戟、芫花、商陆、二丑、千金子等。

（五）热毒

肿瘤患者热毒内蕴，常表现为热毒壅盛，如热毒燔灼营血则出现气血两燔之证，热毒为肿瘤患者常见证候。

1. 外感邪毒

肿瘤患者抵抗力低，易感外毒时邪或合并感染，症见发热恶寒，口渴身倦，口苦，有时咳嗽吐黄痰，舌苔黄，脉浮数。治宜清热解表，药用银花、连翘、桑叶、蒲公英、野菊花、桔梗、黄芩、板蓝根、大青叶、芦根、栀子、牛蒡子、炒知母等。

2. 毒热蕴结

部分肿瘤患者病情进展中癌组织不断坏死，瘀毒蕴结于内，郁而化热，发为毒热蕴结之证。表现有包块肿物增大，或伴有发热，口干口苦，舌红苔白，脉细滑或数。治宜清热解毒，化瘀散结。凡有清热解毒兼有抗癌作用的中药均可选用，同时伍用活血化瘀及软坚散结之药。

3. 热入营分

临床表现为高热，烦躁，身上皮肤发斑发疹，甚者有时合并神志昏迷，或痉厥抽搐，舌质红绛，舌苔焦黄，脉细数。治宜清热凉血，即在大剂清热解毒药的同时，予以凉血化瘀之品，如生地、丹皮、赤芍、玄参、牛黄、紫草、大青叶、青黛、白茅根等。

4. 邪热伤阴

毒热内蕴，瘀结成瘤，久则伤阴耗液，引起邪热伤阴。症见低热不退，午后潮热或心烦不寐，盗汗，消瘦，或者口干口渴，舌红少苔，甚则光红无苔，此乃胃肺之阴大伤所致。治宜养阴解毒。此型可见于头颈部肿瘤、食管癌、肺癌放疗后。

5. 脏腑热毒

脏腑受热毒所伤，由于不同的情况，表现为不同的脏腑热毒，如胃热、肺热、肠热、心火、肝胆郁热、膀胱蓄热等证。根据辨证予以不同证治，分别用清热解毒、养阴解毒、清肺热、清胃热、泻心火、清肝胆热、清利膀胱湿热、清肠热等法。

（六）正虚

肿瘤临床表现多为正虚邪实，如果邪毒不盛而且久病以亏损为主时，则主要表现为正气的虚亏，即阴阳、气血及脏腑功能的虚损和失调，临床上可出现：①阴虚；②阳虚；③气虚；④血虚。这些虚损在各脏腑反映了不同的证型，可根据不同的虚损予以调理。

二、外治法

中医对于痈疽疮疡的外治积累了丰富的经验，创立了许多有效的治疗方法和方药，除手术割治法切除外，还有许多外治方法。对体表肿瘤、皮肤癌、宫颈癌、乳腺癌、软组织恶性肿瘤如滑膜肉瘤等均取得了一定疗效。常用外治法具体如下。

（一）敷贴法

"敷者，化也，散也，乃化散其毒，不令壅滞也。然疮之缓急，毒之冷热，药亦有寒温之性，妙在疮之所宜。"阳证外用冲和膏以行气活血，散瘀软坚，如系阴疽，不肿不痛，皮色不变或色暗不痛，或坚硬不溃，当予阳和解凝膏，初起能消，已溃可敛。

民间有以单味药外敷者，如用鲜商陆根捣烂外敷，治愈滑膜肉瘤；亦有用独角莲去皮捣成糊状，外敷于肿瘤部位，每日一换（干独角莲研细末，醋调敷亦可），治疗各种肿瘤。独角莲外敷，局部皮肤可有反应，充血甚至起疱，宜慎用。此外，还可应用一些膏药外贴，如消化膏、灭毒膏等，大多有温化寒凝、拔毒开结、软坚行瘀之功。如果肿瘤局部感染，局部焮红肿痛时可贴敷清热解毒且消肿止痛的化毒散膏、芙蓉膏、普连膏、黄金万红膏等。

（二）祛腐法

体表肿物，可用药予以枯蚀，使之祛腐生新，谓之祛腐法。如早期宫颈癌的中药药物锥切法，用"三品"饼、杆置于宫颈及颈管中，使宫颈病变组织受药物作用而产生凝固性坏死而剥脱，此法治疗早期宫颈癌、Ⅰ期早浸润癌均获近期治愈，远期疗效亦佳。

北京中医医院用制癌粉副号、子宫丸粉、黑倍膏等于宫颈局部敷用，兼服汤药，共治疗 62 例宫颈癌，5 年治愈 33 例，最长的已观察 20 年。此外，有人报道用白砒大枣粉治体表癌，用五虎丹（水银、白矾、青矾、牙硝、食盐炼成）治疗体表恶性肿瘤，用皮癌净（红砒、指甲、头发等）治疗皮肤癌等，均有较好的疗效。

（三）系瘤法

宋朝窦汉卿的《窦太师外科》中说："用芫花根洗净，带湿不犯铁器，捣取汁，用生丝线一条，浸汁中一宿，以线系瘤上，一夜即落，不过二次。将龙骨细茶坷子末三味敷疮口，如无根，以芫花煎浓汁浸之亦妙。"《儒门事亲》载："治头面生瘤子，蜘蛛丝勒瘤子根，三二日自然退落。"清代《验方新编》载："舌上生菌，此恶症也，初起如豆，渐大如菌，疼痛，红烂无皮，朝轻暮重……"取蜘蛛丝搓作线一条，打圈套在菌根上，其丝自渐收紧，收至极痛，忍耐片时，菌落出血，用百草霜敷或蒲黄末敷，俱效；再用六味地黄汤加槐花三钱煎服，并治重舌甚效。

（四）枯瘤法

金元张子和《儒门事亲》载枯瘤方：砒、硇砂、雄黄、黄丹、粉霜、轻粉以上各药 3g，斑猫（即斑蝥）20 个生用，朱砂 3g，乳香 9g，没药 3g，同研为末，粥糊为丸，捏作棋子样，爆干，先灸破瘤顶，三炷为则，上以疮药饼盖上，用黄药末以水调贴之。数日，自然干枯落下。

中国人民解放军总医院应用枯瘤液注射法，通过膀胱镜治疗膀胱癌，收到瘤枯脱落的效果，是枯瘤法的近代应用。

三、针灸治疗

（一）针刺治疗

针刺治疗肿瘤的记载不多，但近来有用针刺配合中草药治疗晚期恶性肿瘤的报道，特别是在动物实验中初步看到针刺可能有助于抑制肿瘤。根据针刺治疗许多疾病的作用和针刺麻醉的作用，可以期待针刺疗法成为肿瘤中医治疗的方法之一，特别在调整机体功能失调及抑制癌性疼痛方面，能起到有效作用。湖北医学院用针刺及耳针对 30 例滴水不入的食管癌患者进行治疗和临床及 X 线观察，除 2 例外，28 例取得了刺后短期即能进食的效果，手法是进针得气后大弧度捻转后退针。耳针及穴位注射药物能减轻肿瘤患者的一些并发症，如恶心、呕吐及呃逆等。

（二）灸治法

中医对于阴疽和阴证肿块用灸治，有开结破坚之效。《内经》中有"陷者灸之"之说，《外科十法》中说："隔蒜艾灸，胜于刀针。"《医宗金鉴》中说："开结拔毒，非灸不可。"张景岳亦主张"大结大滞者，最不易散，必欲散之，非借火力不能速也，所以极宜用灸"。凡属阴证，大都坚肿不痛，灸疗对未溃者有拔引瘀毒之邪的作用，能使阴凝散开，多用于阴疽及瘰疬等证。

临床上此法应用尚不广泛，肿瘤属于阴毒之邪者可以试用，特别是瘢痕灸值得研究。此外，用灸法治疗可以减轻肿瘤患者的症状，如消胀、治癃闭等，起止痛化瘀作用，其他作用有待进一步总结。

四、气功疗法

气功已有数千年历史，在养生治病、保健防老等方面，积累了丰富的经验。它动静结合，是一种动中有静（意守）和静中有动（运气）的独特的锻炼方法，是一种行之有效的防病治病的方法，在民间广为流传。

气功是通过练功者发挥主观能动作用，调动人体自身潜能，对身心（形体和精神）进行自我锻炼的方法，具有"有病治病，无病强身"的功效。

气功对人体的影响是整体性的，通过特定的功法锻炼，它能增强体质，调整体内各系统各器官功能。近年来，国内外学者对气功的初步研究表明，气功训练可使人处于一种松弛反应状态，它使交感神经系统的活动性减弱，使血浆多巴胺下降、肾素活动性减弱、血管紧张程度缓解；气功训练使人在大脑功能提高的同时，降低基础代谢；气功训练还能使中枢介质及内分泌发生变化，使人体衰老过程变慢，免疫系统功能得到强化，所以有延年益寿、预防疾病的作用。

近年来，一些癌症患者也学练气功，并收到一定的辅助治疗效果，能够改善消化系统、呼吸系统、心血管系统和神经系统的功能，通过练功使食欲改善、体质增强、精神情绪好转，有利于癌症患者病情的稳定和康复。癌症疾病的治疗过程就是病邪与正气斗争的过程，治癌的原则是扶正祛邪。在综合治疗中，西医的手术、放化疗是祛邪的手段，中医药既能解毒攻邪，又有扶正作用。而通过实践证明，气功治疗的主要作用是扶正。气功作用的机制如下。①疏通气血：激发经气的流通，肿瘤的病机之一是气滞血瘀，而气功锻炼以意领气，导引内气运行于经脉中，气行则血行，所以起到疏通经络、调和气血的作用。②调节脏腑功能：气功训练能对五脏功能进行调节，因此可以使呼吸、循环、消化及神经内分泌系统的功能得到纠正或改善，使失去调控的各脏腑功能得到恢复。③练气功时，意守丹田，排除杂念，可以增强癌症患者的信心，治疗精神创伤，减少焦虑状态，使精神和心理均得到调理，调动战胜疾病的主观能动作用，整强癌症患者的抵抗力。

　　观察表明，癌症患者练气功之后，其免疫功能状态有所改善；末梢血液中的白细胞也得到了调节：偏低的可以升高至正常，偏高的可降低至正常范围。所以气功在癌症综合治疗中具有积极作用，但必须注意掌握好适应证的选择。此外，运动量及功法要因人而异，因病而异，因病情轻重而辨证施治。较晚期的癌症患者或带癌病情未能得到控制的患者，练气功要慎重，有的晚期肝癌患者因练气功不当引起大出血，造成不幸。有关气功对癌症患者的作用及其适应证，和哪一种气功功法对哪一种肿瘤有益的问题，还需要进一步研究。

第六章　常用抗癌中药

第一节　概　述

中医药历史源远流长，内容丰富，蕴藏着极其丰富的抗癌药物，是一个伟大的宝库。在肿瘤的防治工作中，我国古代医学文献中记载了大量对肿瘤的理论认识与治疗方药；我国现存最早的药物学专著《神农本草经》就记载了一类具有抗肿瘤作用的中药，如大黄能"破症瘕积聚"、斑蝥能"蚀死肌，破石癃"、苦参主"症瘕积聚"、夏枯草能"破症，散瘿结气"，它是我国古代总结抗肿瘤中药的较为全面的专著。此后《伤寒杂病论》《备急千金要方》《太平惠民和济局方》《本草纲目》《外科正宗》《医宗金鉴》等皆在抗肿瘤中药的研究方面积累了丰富的经验。从 20 世纪 50 年代开始，传统中医药与现代科技相结合后，抗癌中药的研究方兴未艾，中医药开始广泛运用于恶性肿瘤的防治。同时，抗肿瘤中药的临床应用必须遵循中医药的传统理论与经验，对于药物的性味归经、配伍、剂量、炮制方法等都要熟练掌握、灵活运用，方能达到提高治疗效果的目的。

伴随着现代实验肿瘤技术的发展，中医药在肿瘤研究方面取得了长足的进步和较好的成绩，已采用现代分子生物学、基因组学等方法深入探讨中医抗肿瘤的作用机制。多年来，我国在抗肿瘤药物的筛选方面已进行了不少的工作，包括从复方的使用到单味抗肿瘤药物的筛选以至提取出抗肿瘤药物的单体；从不同的方向、不同的层次研究抗肿瘤中药的机制、疗效、治疗方法和防止副作用的出现。对抗肿瘤中药复方的研究有助于表述中医理、法、方、药之间的相关性，说明方剂中君、臣、佐、使的关系，阐明中医辨证论治理论和整体观理论。

第二节　抗癌中药的分类

据有关资料报道，中国抗癌中草药共筛选出 522 种，其中植物药 351 种，动物药 42 种，矿物药 20 余种，其他 109 种。以下对抗肿瘤中药按不同的分类进行简单的论述。

一、以药物的来源分类

（一）金石矿物类药物

常用的如雄黄、水银、砒、硒砂、白矾、硼砂、火硝、轻粉、寒水石、铜绿、朱砂等。这类药物在一般情况下，只用于配制丸、散、膏、丹，不用于汤剂中。主要在外治法中应用，局部应用可以起到化腐、蚀疮、解毒、消瘤作用。个别药物也内用抗癌，如砒霜，其主要有效成分制剂——亚砷酸，用于治疗急性早幼粒细胞白血病的疗效极佳。临床上常看到一些矿物类药物大剂量使用时会引起剧烈的恶心呕吐、腹泻等毒副反应，甚至对心、肝、肾等脏器造成损害，有的长期小剂量服用也会引起蓄积中毒。总之，金石矿物类药物对某些肿瘤细胞及组织可能有细胞毒或腐蚀作用，以外用为宜。据现代药理研究资料表明，防癌抗癌的矿物质很多，包括常量元素镁、钙、钾、硫等，以及微量元素钼、硒、锌、铁、锰、铜、碘、铬、锗等；如锌可以在人体内阻断致癌成分亚硝胺的合成，从而发挥抗癌作用。

（二）昆虫动物类药物

动物药的抗癌活性，早在《神农本草经》中就有记载。现代医药学对斑蝥、蟾蜍等抗癌作用的研究和临床应用，都证实了动物药具有较强的抗癌效果。动物药有的用于抑制癌细胞生长，有的则用于改善症状或减轻疼痛等。常用的如白花蛇、乌梢蛇、蝉蜕、蜂房、土鳖虫、蜈蚣、全蝎、地龙、天龙、僵蚕、斑蝥、鼠妇、蟾蜍、水蛭、五灵脂、穿山甲、蜗牛等。近年来，又从海洋生物中寻找到具有抗癌活性的动物药，如花蛤、海参、牡蛎等；还有一些是大动物的组织分泌物，如麝香、牛黄、熊胆、猴枣等。动物性抗癌药中一部分有小毒或无毒，但有一小部分毒性较大、药力峻猛。如斑蝥、红娘子等，可引起血尿，甚至导致急性肾衰竭；蟾酥能引起心脏传导阻滞及心肌中毒性损害等。故应用时应谨慎；还要注意用法和炮制，如炙全蝎、炙蜈蚣则毒性降低，入丸、散或片剂可控制剂量，切不可超量使用。现代科技将部分动物药制成注射液，既保留了有效成分，又减轻了毒副作用。虫类中药主要有破血逐瘀、软坚散结、息风定惊、活血止痛、解毒消肿、滋补强壮等功效，其药力峻猛，已被广泛应用于临床各种痼积痞块和疑难杂症。

（三）本草植物类药物

本草植物类药物是应用最多最广的一类药物，已发现的许多野生植物经动物实验证实其具有抗癌活性，并利用其研制出了许多抗癌药物，如喜树碱、长春新碱、农吉利碱、石蒜碱、鬼臼碱、三尖杉脂、莪术油、钩吻生物碱、鸦胆子油等均在肿瘤的临床应用中获得了一定疗效。

二、以药物的功用分类

（一）扶正培本药

在肿瘤防治研究方面，常规治疗加用中医药治疗，不仅对放疗、化疗有增效作用，而且对机体的免疫功能有促进作用。中医认为肾为先天之本，脾为后天之本，故扶正固本应从脾肾入手。根据辨证论治，分别采用益气健脾、养阴生津、温肾助阳等多种方法。扶正培本法是调整人体阴阳、气血、脏腑、经络的生理功能，提高人体防御肿瘤的能力，从而达到防止肿瘤进展、恶化的一种治疗方法。所谓"扶正"就是扶助正气；所谓"培本"就是培植本元。扶正培本法具体分为以下治法。①益气健脾法：是治疗气虚的基本方法。常用药物有黄芪、党参、太子参、西洋参、白术、茯苓、甘草、山药等。在大剂量化疗时应用益气健脾和胃药物，可以减少化疗所致的胃肠道反应，减轻化疗对造血功能的损害。②温肾壮阳法：适用于肾阳或脾肾不足之证。常用药物有附子、肉桂、鹿茸、鹿角胶、淫羊藿、仙茅、锁阳、肉苁蓉等。根据"阴阳互根"的理论，运用补肾阳药物时，常以熟地、龟板、山萸肉、菟丝子等益精、补肾阴的药物作为配伍。③滋阴补血法：适用于血虚证。常用药物有熟地、当归、阿胶、白芍、龟板、制何首乌、枸杞子、女贞子等，这类药物大多具有补血填精的作用，又常与补气健肾药等同用。④养阴生津法：适用于阴虚内热之证。常用药物有生地、麦冬、北沙参、天冬、玄参、石斛、龟板、鳖甲、玉竹、黄精，这类药物具有养阴清肺、养阴增液和滋补肝肾的作用。在放疗、化疗的过程中以及化疗后出现阴津耗伤时，应用此类药物可减轻反应。

扶正补虚药具有扶助正气以祛邪之功效，能不同程度地提高机体免疫功能，调动机体的抗癌因素，对预防和治疗肿瘤有积极作用，临床上常用于消化道肿瘤、肺癌、白血病、肝癌及妇科肿瘤兼有体虚者。扶正补虚药中绝大多数无明显毒性反应和不良反应；不少药物还能防治化疗、放疗的不良反应：如白细胞减少等，可促进手术后机体的恢复。

（二）清热解毒药

清热解毒类药具有清热解毒、消散痈肿及其他较为广泛的药理作用，尤其适用于各种肿瘤的早、中期，表现为热毒蕴积，有发热、肿块增大、局部灼热、疼痛、口渴、便秘、舌红苔黄、脉数等症状者。热与毒是恶性肿瘤的重要病因病理，热毒内蕴可形成肿瘤。所以清热解毒法在治疗癌瘤中起重要作用。

本类药物临床使用上常与活血化瘀药或扶正补虚药配伍，以增强疗效，减少不良反应，扩大适用范围。清热解毒药性多寒凉且味苦，脾虚体弱者不宜久用。

（三）软坚散结药

软坚散结药具有祛痰散结，消肿软坚等功效。本类药广泛用于治疗各种肿瘤中，尤多用于治疗甲状腺、呼吸系统、消化系统及妇科肿瘤等，对有痰湿中阻、苔腻者效优。本类药也可与化学药物放疗、外科手术等配合使用，以便加强疗效。本类药物中，动物药较多，多数药物性峻猛，或具有泻下作用，有些对皮肤黏膜有明显的刺激性，应注意用量与用法。

（四）活血化瘀药

气滞血瘀、日久不愈、形成肿块，是中医中症瘕积聚的重要病因，也是形成肿瘤的机制之一。活血化瘀中药有活血化瘀、软坚散结的作用，可降低血液黏稠度，改善癌症和肿瘤患者的血液高凝状态，对抗癌症和肿瘤细胞引起的血小板凝集、癌症和肿瘤栓的形成有治疗作用，减少血栓对癌症和肿瘤细胞的保护，有利于免疫系统对癌症和肿瘤细胞的清除，从而阻止癌症和肿瘤转移。血液流变学实验进一步证实，活血化瘀中药可以改变全血黏度、减少癌细胞和肿瘤细胞转移，并通过红细胞变形能力的改变促进抗癌中药和免疫活性细胞进入瘤体，达到抗癌和提高免疫功能的作用。

实验中有单用活血化瘀药就促使动物肿瘤转移的例证，因此使用此类药物要权衡利弊。

（五）理气化滞药

中医认为，引起气滞的原因是由七情喜、怒、忧、悲、思、恐、惊的过度与不及所伤，更由于饮食失调、失节引起气机紊乱，气血运行不畅，脏腑功能失调，导致百病丛生。

临床使用理气方药，必须针对病情，选择相应的药物，并作适宜的配伍。理气药物以辛燥者居多，易于耗气伤阴，气虚及阴亏者慎用。

（六）以毒攻毒药

毒性药物的应用在癌症治疗中应用很广，取其"以毒攻毒"之意，就是用具有毒性或药性猛烈的药来抑制肿瘤、癌症的迅猛发展，这些药物具有抑制癌细胞生长或者消肿止痛的作用。本类药物大多对癌细胞有直接的细胞毒作用，能杀伤癌细胞，临床上多作外用。在逐步掌握了它的适应证和用法用量后也可以内服，如将有毒的蟾酥制成注射液，作静脉注射等。本类药常与其他治疗方法，如苦寒清热、化痰软坚、活血化瘀、扶正补益等法配合应用。

本类药物全部有毒，有些为大毒，应用时有一定危险性。其特点是有效剂量与中毒剂量很接近，因此，必须慎重地掌握有效剂量，应严格控制在国家药典规定的剂量之内。

（七）外用及其他类药

外用类抗癌药具有蚀疮祛腐，攻毒抗癌的功效。此类药适用于各种浅表恶性肿瘤如皮肤癌、宫颈癌、肛管癌、唇癌等。外用抗癌药在癌瘤表面直接上药，或在瘤体及基底部作浸润性注射，使瘤体腐蚀脱落。此类药基本有毒，一般不入汤剂内服；与其他内治抗癌药配合使用，疗效更佳。

第三节　抗肿瘤中药机制

一、中药抗癌机制

随着现代实验肿瘤技术的发展，中医药在肿瘤研究方面取得了长足的进步，已采用现代分子生物学、基因组学等方法深入探讨中医抗肿瘤的作用机制。目前的实验研究发现，中药抗癌主要有以下作用机制。

（一）对肿瘤细胞的直接抑制和杀灭作用

菌类多糖（如猪苓多糖、香菇多糖等）通过改变瘤体细胞膜的生长特性、抗自由基作用、影响瘤体细胞的蛋白质和核酸合成等机制发挥其抗瘤作用。

（二）抑制肿瘤细胞分裂、增殖，诱导分化和（或）诱导肿瘤细胞凋亡

诱导细胞凋亡是目前最为热点的中药抗肿瘤机制。越来越多的证据表明，中药抗癌的疗效与中药诱导肿瘤细胞凋亡有关。三尖杉属植物有效成分高三尖杉醋碱可诱导 HL-60 白血病细胞凋亡，机制之一是增加促凋亡蛋白 Fas 水平，Fas 蛋白增高的原因可能是高三尖杉酯碱促进 FasmRNA 转录为 Fas 蛋白。

（三）逆转耐药性

多药耐药性是指肿瘤细胞对一种抗肿瘤药物耐药的同时，对其他结构和机制不同的药物也产生耐药性。郭娟娟等进行的研究证明，冬凌草的有效成分——冬凌草甲素对多药耐药细胞系 K-562/A02 有诱导凋亡、逆转耐药性的作用。

（四）抗微管作用

肿瘤细胞的重要特点是无限制地快速繁殖。作为细胞分裂的重要过程，微观骨架的解聚和纺锤体的形成是抗肿瘤化疗药物筛选的重要靶标。目前研究发现，紫杉醇能特异地结合到小管的 β 位上，导致微观聚合成团状和束状并使其稳定，从而抑制微管网的正常重组。紫杉醇具有很强的抑制肿瘤细胞活性的作用，对肿瘤细胞生长的抑制作用和对纯化的微观蛋白的作用一致。

（五）抑制拓扑异构酶

拓扑异构酶在 DNA 复制过程中起重要作用。通过干扰拓扑异构酶达到抗肿瘤的作用不失为一个重要途径。从传统中药喜树树皮中提取的生物碱及其衍生物能够特异性抑制 DNA 拓扑异构酶 I，使细胞周期停滞于 G_2 期或生成 S

期的细胞凋亡。鬼臼毒素类药物能够干扰拓扑异构酶Ⅱ，抑制 DNA 重组且在 DNA 内引起蛋白断裂，使染色体畸变和细胞死亡。此外，灵芝提取物、蟾酥提取物等对 DNA 拓扑异构酶Ⅰ、Ⅱ均有抑制作用。

（六）增进机体免疫功能

调节机体免疫功能状态，使机体的抗肿瘤免疫功能得以加强是中药抗肿瘤的重要机制之一。人参皂苷可促进小鼠血清 IgG、IgA、IgM 的生成及淋巴细胞转化，还可使环磷酰胺所致的白细胞数减少，体液免疫和细胞免疫功能抑制等恢复正常。

（七）抑制肿瘤新生血管

研究发现，人参提取物 Rg_3 能有效抑制肿瘤新生血管生成，减少肿瘤内微血管的数量，从而对预防肿瘤转移复发具有较大的意义。

（八）其他途径

在研究中也发现，一些中药是通过另外的途径来抑制肿瘤细胞生长的。如苦马豆素是高尔基复合体内 a -甘露糖酶Ⅱ的抑制剂；番荔枝内酯作用于线粒体，干扰能量代谢；茶多酚为抗氧化剂；当归属植物能干扰和拮抗促癌剂的作用。活血化瘀抗癌方药能调整凝血机制，使过高的血浆纤维蛋白原趋于正常，调节神经内分泌功能，增进自稳机制。

二、中医药在肿瘤防治中的作用

（一）提高肿瘤患者免疫功能和其他功能

癌症本身，以及手术、放化疗均会导致机体免疫功能越来越低下，中医药良好的益气扶正等作用，是增强患者自身抗癌抗病抵抗能力的重要保障。现代研究已证实，中药可通过增加 T 细胞、NK 细胞、LAK 细胞、巨噬细胞等肿瘤杀伤细胞的数量或增强其功能，增强抗肿瘤相关的细胞因子 IL-2、INF，TNF 等的活性，从而提高免疫功能。

（二）减轻或改善肿瘤患者的临床症状和体征，提高肿瘤患者的生活质量

中医学强调辨证论治，本质之一即是根据不同病情进行相应治疗，通过综合性改善各相应疾病，不仅可减轻患者痛苦，也可降低癌症和并发症危害，从而提高患者生存质量并其延长生命时间。

（三）对放疗、化疗的增效减毒作用

已有许多实验研究证明，中药有提高机体免疫功能、保护骨髓造血功能、改善微循环、增加血管通透性和改善肿瘤局部缺氧的作用，从而有利于增强放化疗增敏作用。中医药在控制化疗后的减轻骨髓抑制、解决消化系统反应、防治周围神经毒性、减轻放射性炎症等方面，均取得确切的疗效。

（四）促进肿瘤患者手术后康复，预防肿瘤复发与转移

手术能够直接切除肿瘤组织，但同时也使人体受到不同程度的损害，如果配合中医药扶正祛邪，则可资助元气，提高免疫力，促进术后迅速康复。

（五）抑制或稳定肿瘤发展，实现"带瘤生存"

中医药治疗肿瘤是通过稳定瘤体、改善症状来达到"带瘤生存"的目的，其主要特点为瘤体缩小不明显，但生存期延长，自觉症状明显好转。

第七章　肺　癌

一、概述

肺癌指原发于支气管或细支气管黏膜上皮的恶性肿瘤，故亦称支气管肺癌（以下简称肺癌），是一种最常见的恶性肿瘤，占肺实质恶性肿瘤的90%~95%。肺癌目前占全世界癌症死因的第一位。肺癌的分布情况右肺多于左肺，上叶多于下叶，从主支气管到细支气管均可发生癌肿。起源于主支气管、肺叶支气管，位置靠近肺门的是中央型肺癌；起源于肺段支气管以下的是周围型肺癌。

在中医文献中，虽无肺癌的病名，根据肺癌的临床表现及特点，类似于中医古典医籍中的"肺壅""息贲""肺痿"，亦可见于"咳嗽""咯血""胸痛""痰饮""短气"等病证，且类似肺癌证候的记载不少。例如，《素问》曰："肺咳之状，咳而喘息，甚至唾血……而面浮气逆。"《难经》称："肺之积，名曰息贲，在右胁下，覆大如杯，久不已，令人洒淅寒热，喘咳，发肺壅。"后世《济生方》曰："息贲之状，在右胁下，大如覆杯，喘息奔溢，是为肺积，诊其脉浮而毛，其色白，其病气逆，背痛少气，喜忘目暝，肤寒，皮中时痛，或如虱缘，或如针刺。"宋朝一些方书则载有治疗息贲、咳嗽、喘促咳痛、腹胁胀满、咳嗽见血、胸膈壅闷、呕吐痰涎、面黄体瘦等肺癌常见症状的方药。金元时期李东垣治疗肺积的息贲丸，所治之证均类似肺癌症状。明代张景岳说："劳嗽，声哑，声不能出或喘息气促者，此肺脏败也，必死。"这同晚期肺癌纵隔转移压迫喉返神经以致声哑的症状相同,并指出预后不良。至于其发病原因,正如《杂病源流犀烛》中说:"邪积胸中,阻塞气道,气不得通,为痰……为血,皆邪正相搏,邪既胜,正不得制之,遂结成形而有块",说明正气虚损以后,邪气乘虚袭肺,郁结胸中,宣降失司,积聚成痰,痰凝气滞,瘀阻络脉,久而成块。

二、病因病机

(一) 中医病因病机

老年人、吸烟者为高发人群,其病因迄今尚未完全明确。中医认为,肺癌的发病同许多疾病一样,起病由于正气内虚、邪毒内结所致,取决于正气和邪气两大因素。以正气而言,包括先天禀赋和气血阴阳的盛衰;以邪气而言,具有多因素、综合性的特点。

1. 先天不足, 正气亏虚

脏腑阴阳失调,正气内虚是患病的主要内在原因。正气内虚或禀赋不足,肺、脾、肾三脏气虚均可致肺气不足,加之长年吸烟,热灼津液,阴液内耗,致肺阴不足,气阴两虚,宣降失常,邪毒乘虚而入,肺络不通,气机不畅,血行瘀滞,痰瘀互结,客邪留滞不去,久而成为积块而发病。中医历来重视先天禀赋,《景岳全书》中说:"故凡临证者,必须察父母先天之气……或以一强一弱而偏得一人之气者,是皆不可不察。"古代医家李中梓指出"愚按积之成也,正气不足而后邪气踞之(肺癌亦是一种'积')"。

2. 邪毒侵袭

肺为娇脏,秽浊邪毒之气袭之,致肺气宣降失司,肺气壅郁不宣,脉络受阻，气滞血瘀，久之则肺损而为害。清代高秉均曾说："癌瘤者，非阴阳之气所结肿，乃五脏瘀血浊气痰凝而成。"烟是一种浊气，长期吸烟则灼伤肺金、耗损正气，而易患肺疾。

3. 饮食不节

饥饱失度，厚味偏嗜则伤及脾胃，脾胃伤则脾虚而土不生金，或脾虚运化失调，湿聚生痰，痰贮肺络，痰湿阻滞，伤及肺之宣发肃降或化火刑金，则祸及肺之气阴而发病。《诸病源候论》说："症瘕者，皆由寒温不调，饮食不化，与脏气相搏结所生也（肺癌亦属'症'之范畴）"。

4. 情志内伤

七情内伤，气逆气滞，气机紊乱而血行瘀滞，结而成积，或气郁化火蕴毒，炼液成痰，痰气交阻而成结块。张子和曾指出"五积六聚治同郁断"，并进而指出"且积之成也，或因暴怒喜悲，思恐之气……"情志致病说具有中医特色，慎勿轻之。

5. 劳逸调摄失度

若起居无常、嗜烟好酒、劳心伤神、生活失节度，则正气日损，而肺虚劳伤则为肺癌的发病创造了条件。《症因脉治》在论肺虚劳伤之因时曾说："悲哀动中，形寒饮冷，形燠饮热，预事而忧，五志之火，时起于中，上炎刑金，则咳嗽喘逆而肺虚劳伤之症作矣。"

在上述诸邪多因素的综合作用下，形成气（气滞）、血（血瘀）、痰（痰凝）、湿（湿聚）、火热（火热熏灼）、毒（毒踞）的交结，成为肺癌病因病机中的主要方面。

肺癌的基本病位在肺，而发病及病后所及则关联五脏。五脏亏虚也是肺癌发病之因，而肺癌疾病过程中，可以涉心（反侮）及肾（母病及子），波及肝（金不制木）、脾（子盗母气）而出现相应的复杂证候，因此在治疗中既应重点治"肺"，同时注意五脏的整体调治。

（二）西医病因病理

1. 肺癌的病因

现代医学肺癌流行病学资料指出，肺癌的发病与工业化城市大气污染、吸烟、电离辐射及粉尘吸入等慢性刺激有关。但是，对于生活在同一大气和生活环境里的易感人群而言，患病的决定性因素是内因，取决于机体内在抗病能力、内分泌状态、精神情绪状态等内环境的稳定和平衡与否。

（1）吸烟：与肺癌的关系已在几十个国家进行过30多次的回顾性调查及多次前瞻性调查，尽管调查的国家不同，时间、对象、途径不同，但都表明吸烟者发生肺癌的机会显著多于不吸烟者。吸烟与肺癌有剂量-效应关系，吸烟还能和其他致肺癌因子如石棉、放射性物质等起协同作用。肺癌的危险性和吸烟时间的长短有关。开始吸烟的年龄越早，危险性越大；人群中吸烟时间长的比例越高，肺癌发病率和死亡率就越高。肺癌的危险性也随吸烟量的增加而上升。

（2）职业性因子：流行病学、病理学及实验证实职业性致癌因子有无机砷、石棉、镍、煤焦油等。

（3）电离辐射。

（4）大气污染。

（5）生物学因子。

2. 肺癌的病理分型

（1）按部位分型

①中央型源于段支气管至主支气管的肺癌，位于肺门附近，以鳞癌及小细胞未分化癌较多见。

②周围型源于段支气管以下的肺癌，位于肺的边远处，以腺癌较多见。

③弥漫型肿瘤发生在细支气管或肺泡，弥漫分布于两肺。

（2）按病理组织学分型

①小细胞肺癌（SCLC）：发病率占肺癌的10%～15%，高度恶性，早期就有广泛的远处转移，目前不主张首选手术治疗，对放疗和化疗敏感。

②非小细胞肺癌（NSCLC）：鳞癌、腺癌、腺鳞癌、细支气管–肺泡癌、大细胞癌等统称为非小细胞肺癌。

腺癌：女性多见，大部分为周围型，偶尔腺癌呈透明细胞型，瘢痕癌亦大多数为腺癌，发病率占肺癌的20%～40%，富含血管，局部浸润和血行转移早。

鳞癌：多见于吸烟老年男性，可分为高分化鳞癌及低分化鳞癌，此型占40%～60%，最常见，手术机会大，生长慢，转移晚。

细支气管肺泡癌：常分散于一侧或双侧肺内，发病年龄较低，呈单个或多个结节或呈弥漫性肺炎样浸润，发病率占肺癌的2%～5%。

未分化癌：包括小细胞癌、大细胞癌，早期即可侵入淋巴道及血管，局部侵犯较早，恶性程度大。发病年龄较鳞癌小，发病率约占肺癌的10%。

肺癌的转移特点具体如下：①鳞癌主要沿淋巴系统扩散，常先向肺门或纵隔淋巴结转移。②小细胞癌和腺癌的血行转移较多见，绝大部分同时伴有淋巴道转移，且距原发灶越近的器官和淋巴结转移率越高。③原发灶同侧较对侧转移多，肝、脑等处大多数为多发性转移灶。④各种类型肺癌中，鳞癌易转移到肝、肾；未分化癌易转移到肝、脑和肾上腺，且受累器官广泛；腺癌的转移器官除肝和肾上腺外，以脑和对侧肺为最常见。

三、辨病

（一）症状及体征

肺癌的临床表现多种多样，最常见的有咳嗽、痰中带血、咯血、胸痛、胸闷气短及发热等。症状与肿块生长的部位、类型、大小，以及是否压迫、侵犯附近器官和有无转移等情况有密切关系。少部分病例，特别是周围型肺癌在早期可不出现任何症状，仅在行肺部 X 线检查时才被发现。晚期肺癌临床表现多种多样，易与其他疾病相混杂。中央型肺癌症状出现较早，周围型肺癌早期多无症状，除了累及纵隔、胸膜或胸壁时出现胸痛外，一般早期多无明显症状，而中央型肺癌早期常有刺激性咳嗽（大多为干咳或有少量白色泡沫痰）；肿瘤阻塞气道时出现不同程度的胸闷、气促等症状；胸壁受侵犯时呈不规则的钝痛及胸腔积液；支气管阻塞并发肺部炎症则有发热、痰量增多和黏液脓性痰等。肿瘤压迫或侵犯喉返神经，引起声带麻痹、声音嘶哑、同侧膈肌麻痹；压迫颈交感神经节而出现霍纳综合征，表现为同侧瞳孔缩小、上睑下垂、眼球内陷、额部汗少；压迫或侵及上腔静脉而出现上腔静脉综合征，出现面部、颈部、上肢和上胸部静脉怒张，皮下组织水肿，上肢静脉压升高；肿瘤或纵隔淋巴肿大可压迫食管，引起吞咽困难；肿瘤侵犯心包，可引起心包积液，积液量多者可出现心脏压塞。少部分患者可没有呼吸道症状而以远处转移症状为首发症状，如脑转移而呈现头痛、呕吐、眩晕、偏瘫等中枢神经系统症状；骨转移而出现骨痛，甚至产生病理病因性骨折。少部分肺癌患者由于肿瘤细胞分泌异位促肾上腺皮质样激素、甲状旁腺样激素、抗利尿激素而出现副癌综合征，在临床上表现出心律失常及杵状指（趾）、肥大性骨关节病、内分泌紊乱等症状。

（二）辅助检查

1. X 线检查

由于胸片的广泛普及、简便易行及费用低廉，目前仍是疑诊肺癌的首选筛检手段，其可显示肺癌肿块的大小及位置、支气管狭窄、移位、肺门及纵隔淋巴结肿大、肺不张等。但胸片对肺癌检出的敏感性及准确性均低于 CT 扫描。胸片亦是监测肺癌患者治疗效果及终身随诊的最基本的检查手段。

2. 计算机体层摄影（CT）检查

CT 检查已成为肺癌早期诊断与鉴别、分期、疗效评价及终生随访的最主要和最常用的方法。

3. 纤维支气管镜检查

纤维支气管镜检查是诊断肺癌的有效手段，通过纤维支气管镜可观察到肿瘤的部位和范围，取到组织可做病理学检查。

4. 体表活体组织检查

对锁骨上、颈部、腋下肿大淋巴结，皮下结节等行组织学切片以获得病理学诊断。

5. 痰细胞学检查

痰细胞学检查已被广泛应用于肺癌的诊断，阳性率在 75% 以上，多次检查阳性率可提高，以鳞癌及未分化癌检出率高。临床上有痰脱落细胞检查阳性，而胸部 X 线片、支气管镜及肺 CT 扫描均未发现病灶的隐匿型患者。

6. 磁共振显像（MRI）检查

MRI 的分辨率、对比度优于 CT 扫描，对胸部检查的最大特点是较 CT 更易鉴别和明确实质性肿块与血管的关系，无放射性损害。对肺上沟瘤，与胸壁、膈肌关系紧密的肺癌，碘造影剂过敏但要显示病变与肺门、纵隔大血管关系的患者，可首选 MRI；对一些肺肿块的鉴别诊断（如矽结节）、放疗 1 年以上的纤维化与肿瘤复发，MRI 可能优于 CT，怀疑或排除中枢神经系统转移时，MRI 为首选方法。

7. 正电子发射体层（PET）及 PET-CT

PET 及 PET-CT 对肺癌诊断的特异性和准确性高，分期较为全面准确，对于肺癌疗效观察和早期检出、治疗后残留及复发肿瘤亦有重要价值；但 PET 或 PET-CT 仍有一定的假阳性和假阴性，小病灶（小于 lcm）易被漏诊，对中枢神经系统转移不够敏感，所提供的解剖细节不如 CT 扫描，价格较昂贵。

（三）诊断要点

通过详细的病史询问及临床表现、辅助检查，绝大多数肺癌患者均能够明确诊断。

四、类病辨别

（一）肺结核

肺结核与周围型肺癌的鉴别在病灶直径小于 3.0cm 时较困难。结核患者的年龄一般较年轻，病变多见于上叶尖段、后段、下叶背段；病灶多为圆形或椭圆形，密度不均，有密度增浓影或钙化；生长速度慢，病程长，有低热、盗汗、干咳等结核中毒症状。

（二）结核性胸膜炎

肺癌合并有大量胸腔积液时由于病灶被掩盖，难与结核性胸膜炎鉴别。癌性胸腔积液量大，增长迅速，常为血性，一般可以查到癌细胞；结核性胸腔积液量相对较少，为草黄色，抗结核治疗有效。

（三）肺部良性肿瘤

肺部的良性肿瘤占肺肿瘤的 10% 左右，包括错构瘤、纤维瘤、畸胎瘤等，绝大多数患者无临床症状，肿瘤生长缓慢，有完整的包膜，边缘光滑无毛刺，很少分叶。

（四）肺内炎症

周围型肺癌与慢性肺脓肿的鉴别，从 X 线片表现看，慢性肺脓肿多位于上叶后段、下叶背段，跨叶蔓延，阴影浓淡不均匀，边缘模糊，多房性空洞，常伴有液平面，肺门清晰，不增大；而肺癌可位于肺的任何部位，无跨叶蔓延，肺门影增大，阴影密度较均匀，边缘不规则，分叶，有毛刺。

（五）纵隔肿瘤

中央型肺癌和发生于纵隔侧胸膜下的周围型肺癌浸润纵隔，需与纵隔肿瘤鉴别。纵隔肿瘤较肺癌症状轻。

五、中医论治

（一）中医论治原则

本病应在中医理论指导下，分清邪正虚实，予以立方遣药，要根据局部与整体相结合的观点，把辨证施治与辨病治疗相结合，扶正治疗与抗癌治疗相结合。

本病整体属虚，局部属实，正虚为本，邪实为标。肺癌早期，以邪实为主，治当行气活血、化瘀软坚和清热化痰、利湿解毒；肺癌晚期，以正虚为主，治宜扶正祛邪，分别采用养阴清热、解毒散结及益气养阴、清化瘀热等法来分阶段治疗。临床实际运用中还应根据患者体质的不同、虚实的不同、所患基础疾病的不同，按标本缓急进行恰当处理。由于肺癌患者正气内虚，抗癌能力低下，虚损情况突出，因此，在治疗中始终要顾护正气，保护胃气，使其贯穿于肺癌治疗的全过程。

（二）分证论治

1. 阴虚毒热证

证候：干咳少痰，或痰黄难咳，或痰少而黏，或痰中带血，胸闷气促，胸痛，心烦少寐，发热盗汗或午后发热，口干便秘，或咽干声哑，舌质红，舌苔花剥而干或光绛无苔，脉细数。

辨证：阴虚内热，毒热蕴结。

治法：养阴清热，解毒散结。

方药：南沙参、沙参、生地、前胡、天冬、麦冬、地骨皮、桃仁、杏仁、贝母、炙鳖甲、全瓜蒌、半枝莲、白花蛇舌草、石见穿、徐长卿、山海螺。

按语：此型多见邪毒蕴结致阴虚内热，故以沙参、生地、天麦地骨皮、炙鳖甲养阴清虚热；前胡、桃杏仁、贝母、全瓜蒌化痰散结；半枝莲、白花蛇舌草、石见穿、徐长卿、山海螺解毒抗癌。痰血者加地榆、仙鹤草、白茅根；低热者加银柴胡；不寐者加枣仁、合欢皮、夜交藤；盗汗者加糯稻根、浮小麦；口干舌燥者加天花粉、石斛、玄参、知母；大便干结者加大黄、玄参、知母、郁李仁、麻仁等；加天花粉、生石膏等。

2. 痰湿蕴肺证

证候：痰多嗽重，胸闷纳呆，便溏虚肿，神疲乏力，胸痛发憋，舌质暗或胖淡，舌苔白腻，脉濡缓或濡滑。

辨证：脾虚痰湿，痰毒结肺。

治法：健脾化痰，解毒清肺。

方药：陈皮、白术、苍术、云苓、党参、生薏苡仁、半夏、制南星、前胡、桃仁、杏仁、牙皂、猫爪草、半枝莲、白花蛇舌草、龙葵、马兜铃。

按语：此型多有慢性支气管炎，脾虚痰湿内蕴，治疗效果差或较差。苍白术、云苓、党参、生薏苡仁健脾利湿；陈皮、半夏、制南星、前胡、桃杏仁、牙皂、马兜铃化痰散结清肺；猫爪草、半枝莲、白花蛇舌草、龙葵解毒抗癌。此型如果寒湿较重，阳气不足以温化寒痰者，可予温阳补肺之品，以化寒痰凝湿，如麻黄、白芥子、干姜、附子、生南星、生半夏之属，但应慎用严防中毒；便溏肢冷者加补骨脂、葫芦巴、菟丝子；有胸腔积液者加猫人参、葶苈子、红枣；咳嗽痰黏者加桔梗、瓜蒌、葶房子、紫菀；痰多浓稠难出者加皂角刺、海浮石、瓜蒌仁等。

3. 气血瘀滞证

证候：咳嗽不畅，气急胸痛，如锥如刺，便秘口干，痰血暗红，唇暗舌绛，舌瘀斑点，苔薄黄，脉弦或细涩。

辨证：气滞血瘀，邪毒内结。

治法：理气化滞，活血解毒。

方药：枳壳、桔梗、降香、紫草、瓜蒌、桃仁、杏仁、远志、干蟾皮、石见穿、茜草根、铁树叶。

按语：邪毒侵肺，气机不畅，气滞血瘀，痰气互阻更加重了气滞血瘀，故咳嗽不畅，胸胁作痛，便秘口干，舌见瘀点。治以枳壳、桔梗、瓜蒌、杏仁、远志理气化痰；降香、桃仁、干蟾皮、石见穿、铁树叶活血化瘀解毒；紫草、茜草根凉血止血，祛瘀生新。痰血者减桃仁，加仙鹤草、生地榆、藕节、白茅根、旱莲草；头面肿者加生黄芪、防己、车前子；痛甚者加延胡索、没药、乳香、徐长卿；胸痛背疼者加胡索、苏木、乳香、没药、全蝎等；气滞血瘀夹痰：寒痰者加天南星，热痰者加浙贝母、海藻等；气滞血瘀夹热者，酌加牡丹皮、赤芍等；气虚痰湿夹瘀者，酌加川芎、莪术等。

4. 肺肾两虚证

证候：咳嗽气短，动则喘促，咳痰无力，胸闷腹胀，面色发白，腰膝酸软，身倦乏力，自汗便溏，肢凉畏寒，脉沉细无力，右寸、尺脉弱，舌质偏淡，苔白或白腻。

辨证：肺肾两虚，瘀毒内结。

治法：温补脾肾，益气解毒。

方药：生黄芪、太子参、白术、云苓、五味子、补骨脂、炮姜、制南星、生晒参（另煎）、仙茅、山海螺、冬虫草、蜂房、僵蚕。

按语：病久气血耗亏，阴损及阳致肺肾双亏，正气大虚，但邪毒不去，瘀阻气道而痰不易出，故投以太子参、白术、云苓等补肺脾之气，脾旺则肺气充沛（培土生金法），脾强则肾气亦充（后天养先天）；同时，以五味子、补骨脂、仙茅温肾益气，炮姜、制南星温化寒痰，山海螺、冬虫草益气润肺，蜂房、僵蚕解毒散结。自汗、气短甚者，加浮小麦、五味子、煅龙牡等。

（三）中医特色治疗

1. 专方专药

（1）清金化积汤（云南省中医医院方）：桑白皮、瓜蒌皮、芦根、生薏苡仁、冬瓜仁、白扁豆、桔梗、浙贝母、鱼腥草、紫花地丁、黄芩、重楼、虎杖、生牡蛎、夏枯草、石见穿。本方主治痰热壅盛型肺癌患者。

（2）鳖甲固肺汤（云南省中医医院方）：沙参、麦冬、葛根、百合、石斛、芦根、菊花、桔梗、浙贝母、苏子、黄芩、龟板、鳖甲、天龙、八月札。本方主治阴虚肺燥型肺癌患者。

（3）益肺消积汤（上海龙华医院方）：生黄芪、生白术、北沙参、天冬、石上柏、石见穿、白花蛇舌草、金银花、山豆根、夏枯草、海藻、昆布、生南星、瓜蒌皮、生牡蛎。本方主治气阴两虚型肺癌患者。

（4）百合沙参汤（湖南省肿瘤医院方）：百合、熟地、生地、玄参、当归、麦冬、白芍、沙参、桑白皮、黄芩、臭牡丹、蚤休、白花蛇舌草。本方主治阴虚型肺癌患者。

（5）温补肺肾基本方（重庆市中医研究所）：制附子（先煎 4 小时）、淫羊藿、仙茅、补骨脂、党参、黄精、山药、全瓜蒌、法半夏、杏仁、云苓、白术、莪术、王不留行籽、黄芪。治疗肺癌患者 46 例，有效者 21 例，无效者 25 例，一年生存率为 41.3%。

2. 名中医经验方

云南省名中医李斯文教授经验方如下。

肺癌方 1：金银花、连翘、芦根、山豆根、重楼、虎杖、桔梗、浙贝母、前胡、蝉蜕、山海螺、半枝莲、白花蛇舌草、八月札、天龙、地龙水煎分服，每日 1 剂，适用于肺热痰阻型肺癌。

肺癌方 2：南沙参、北沙参、玄参、葛根、夏枯草、生牡蛎、龙葵、菝葜、石见穿、蛇莓、山慈菇水煎分服，每日 1 剂，适用于气阴两虚型肺癌。

肺癌方 3：太子参、白术、苍术、茯苓、陈皮、法半夏、炒白扁豆、生薏苡仁、半枝莲、白花蛇舌草、龙葵、仙鹤草、桔梗、浙贝母，水煎分服，每日 1 剂，适用于气虚痰湿型肺癌。

以上经验方根据患者的症状，随症加减，总体与扶正祛邪相结合。

3. 肺癌常用的抗癌中草药

肺癌常用的抗癌中草药有半枝莲、白花蛇舌草、龙葵、白英、蛇莓、重楼、徐长卿、土茯苓、土贝母、野菊花、蒲公英、大小蓟、山海螺、前胡、马兜铃、山豆根、紫草根、百部、鱼腥草、金荞麦根、瓜蒌、黄芩、夏枯草、山慈菇、生南星、生半夏、蟾蜍、斑蝥、冬虫草、守宫、石见穿、八月札等。

4. 抗癌中成药

（1）华蟾素胶囊：1 次 4 片，1 日 3 次。

（2）鸦胆子软胶囊：1 次 4 片，1 日 3 次。

（3）康莱特注射液：100mL，1 日 1 次或 2 次静脉滴注。

（4）复方苦参注射液：1 日 1 次静脉滴注。

（5）艾迪注射液：1 日 1 次静脉滴注。

（6）康艾注射液：1 日 1 次静脉滴注。

（7）鸦胆子油乳注射液：1 日 1 次静脉滴注。

5. 特色治疗

（1）消瘤 I 号（封包）：具有活血化瘀、软坚散结、消肿止痛功效。方药组成：大黄、虎杖、桃仁、红花、川芎、赤芍、羌活、黄芩、冬青叶。

（2）消瘤Ⅱ号（热奄包）：具有活血通络、解毒止痛散结功效。方药组成：透骨草、当归、川芎、桂枝、细辛、地龙、赤芍、独活。

（3）克痛散：外敷治疗癌痛取得进展，对转移性皮肤肿瘤、乳腺癌等有软坚散结的作用。方药组成：山慈菇、苦参、青黛、大黄、蒲公英、重楼、白及、防风、七叶一枝花、冬青叶。

（4）中药离子透入治疗。

（5）中药穴位贴敷。

（6）中频脉冲治疗。

（7）耳针。

（8）隔姜灸。

六、西医及中西医结合治疗

（一）西医综合治疗方法

（1）手术+化疗。

（2）术前化疗+手术+术后化疗。

（3）手术+化疗+放疗。

（4）化疗+放疗+靶向治疗，或化疗和放疗同时进行。

非小细胞肺癌采取以手术为主的综合治疗，小细胞肺癌则采取以化疗、放疗为主的综合治疗。

（二）手术治疗

手术根治性治疗是治疗肺癌的有效手段之一。

非小细胞肺癌应首选手术，根据情况在术后加其他治疗。适用于Ⅰ期、

Ⅱ期和部分Ⅲa期（T3N1-2MO、T1-2N2MO，T4NO-1MO 可完全性切除）非小细胞肺癌和部分小细胞肺癌（T1-2NO-1MO）；经新辅助治疗（化疗或化疗＋放疗）后有效的 N2 期非小细胞肺癌；部分Ⅱb期非小细胞肺癌（T4NO-1MO）如能局部完全切除肿瘤者，包括侵犯上腔静脉、其他毗邻大血管、心房、隆凸等。部分Ⅳ期非小细胞肺癌，有单发对侧肺转移、单发脑或肾上腺转移者。临床高度怀疑肺癌的肺内结节，经各种检查无法定性诊断，可考虑手术探查。

（三）放疗、化疗

采用放射线照射或化学药物的方法抑制、对抗肿瘤细胞的扩散转移。小细胞肺癌无论局限期和广泛期均应进行化疗，目的是控制肿瘤的扩散。除晚期患者外，一般不应单一治疗，而应采取综合治疗。肺癌的放疗包括以下方面：早期（Ⅰ／Ⅱ期）非小细胞肺癌的根治性放疗；非小细胞肺癌的术后放疗；局部晚期非小细胞肺癌的放疗；化疗与放疗综合治疗等。

（四）靶向治疗

肿瘤分子靶向治疗是指"针对参与肿瘤发生发展过程的细胞信号传导和其他生物学途径的治疗手段"。多数研究显示，靶向治疗对于东方人群、不吸烟者、女性、支气管肺泡癌或腺癌伴支气管肺泡癌分化者的有效率高。

（五）中西医结合综合治疗

中西医结合综合治疗是提高各类肺癌疗效的重要手段，长期的临床实践证明，合理安排中西医有效的治疗手段，取长补短，充分发挥各种治疗方法在疾病过程中各阶段的作用，做到在提高机体免疫力的前提下，最大限度地抑制或消灭肿瘤细胞。中西医结合综合治疗能更好地提高机体抵抗疾病的能力（扶正）和加强对癌细胞繁殖的控制和杀灭（祛邪），从而达到标本兼治的目的，延长患者的生命。

在进行综合治疗之前，首先要全面了解患者的全身情况和免疫状态，以及癌组织的细胞类型、临床分期、肿瘤发展快慢等情况，然后做出合理的治疗安排。在治疗过程中，要随病情的变化而修正治疗方案，具体讨论如下。

1. 配合手术、放化疗，具有增效减毒、提高疗效的作用

术前运用中医药可以改善机体免疫功能，提高患者术前的应激能力，减少术后并发症的发生；术后能恢复机体免疫功能，重建和恢复机体内环境的稳定，巩固疗效，防止复发转移。配合化疗可以增强机体对化疗的耐受性，恢复骨髓造血功能，减轻胃肠道反应等；同时能使化疗充分发挥抗癌效能，改善机体免疫状态，增强抗癌能力，抑制肿瘤转移，还能杀灭某些癌细胞。配合放疗可以起到局部增敏、提高放射疗效、防治放疗副反应、防止复发和转移、提高长期生存率的作用。

2. 缓解临床症状，控制复发转移

通过中医药先攻后补、先补后攻或攻补兼施，扶正以祛邪，祛邪以安正的治疗原则，中晚期患者能够确切地改善临床症状，控制复发和转移，以及减少癌前病变发生癌变的概率。

3. 提高生存质量，延长生存期

中晚期肺癌运用中医药可以抑制肿瘤生长，改善临床症状，提高患者生存质量及延长生存期。

4. 以手术为主的综合治疗

（1）凡属Ⅰ、Ⅱ期肺癌而病变局限者，应做手术治疗，手术后一般需用

中西医药物和（或）放疗，以巩固和提高疗效。

（2）凡属Ⅰ、Ⅱ期肺癌而无局部淋巴结转移者，手术后不一定做放疗、化疗，可以加用中医药治疗帮助康复，以益气养阴、调理脾胃为主，并在手术后几年内坚持中医药扶正祛邪法治疗。有相当的一部分患者已生存5年以上，且通过细胞免疫功能检查，大多数患者在服中药后免疫功能有不同程度的提高。

（3）手术前估计直接手术无法切除而无放疗禁忌的患者，可行手术前放疗，这样可增加切除率。经手术未能切除全部肿瘤组织，但亦未发现远处转移者，可行手术后放疗。手术时在肿瘤残留部位做金属标记，以便放射定位之用。无论手术前或手术后放疗，都应配以中草药以增效减毒。

（4）手术后残存的癌灶，或者发现局部有复发，或有局部淋巴结转移者，可用化疗，同时伍用中草药，以减轻化疗反应及增加远期疗效。术后治疗的目的是恢复机体免疫功能，消除残留的癌细胞，以巩固疗效，防止复发和转移，如健脾理气和胃、补益气血、益气养阴等。

5. 以放疗为主的综合治疗

Ⅲ期病例，特别是中心型肺癌，大多伴有明显的局部淋巴结转移，周围侵犯较多、无法手术者，可以放疗为主。放疗后如无手术指征，则以中西药治疗为主。放疗时配合中草药可以增加对放射线的敏感性，减少放射性肺炎和纤维化，改善消化道反应及骨髓抑制。小细胞未分化癌对放疗较敏感，其肝、脑转移灶亦可行姑息性放疗。腺癌放疗效果并不低于鳞癌。

放射线作为一种杀伤性物质，属热毒之邪，最易伤阴耗气，灼伤津液，并常伤害脾胃，影响气血化生之源。临床常见气阴两虚、气虚血瘀、瘀毒化热等，治疗原则为扶正祛邪，常用益气养阴生津、清热解毒化瘀等方法。

6. 以药物治疗为主的综合治疗

主要适用于癌前病变、隐肺癌、小细胞未分化癌及不适于做手术或放疗的晚期病例或手术后复发的患者，一般以中草药和化学药物结合应用。这就要根据患者邪正虚实情况加以掌握，如患者机体状态良好而肺癌又在发展时，则宜以化疗攻邪为主，以中医药扶正治疗。如果患者的一般状况较差，不能耐受化疗或有其他系统疾病者，则应以中医药治疗为主，必要时配合以小剂量化疗及免疫治疗。化疗一般采取联合化疗，有心包、胸腔癌性积液者可做局部药物灌注治疗。目前认为中医药与化疗相结合、扶正与祛邪相结合的方法较单纯应用化疗抗癌攻邪的方法为好，具体表现在延长存活期、提高远期效果上。

化疗药物可导致患者机体气血损伤、脾胃失调、肝肾亏虚。主要治疗原则为扶正培本，常用益气养血、健脾和胃、滋补肝肾等方法。中药在化疗后的治疗有防治化疗副作用，巩固疗效，抑杀癌细胞，改善机体免疫状态，增强抗癌能力，抑制肿瘤复发和转移的功效。

7. 围手术期治疗

术前这一阶段的调理方法以扶正培本最为常用，如补气养血、健脾益气、滋补肝肾等，这些方药大都可以改善机体的免疫功能，从而提高患者的术前应激能力。同时，给予肠道清洁剂是减少术后并发症的重要措施。

8. 晚期患者的治疗

对于晚期失去积极治疗机会的患者，治疗主要是以减轻患者痛苦、提高患者生存质量为首要目的，在提高生存质量的基础上，尽量延长患者生存期。治疗原则为扶正培本，采用益气补肺、益气养阴、止咳平喘、健脾化痰等方法。

七、转归预后

肺癌的预后与诊断的早晚，与治疗方法是否科学合理密切相关。

八、预防与调护

（1）及时了解患者的精神活动情况，积极消除不良情绪，保持乐观开朗的心态，坚定治疗信心。

（2）禁烟、酒，忌食油炸、辛辣刺激性食品。

（3）劳逸结合，进行适当锻炼。

（4）对晚期患者应严密观察病情，及时予以必要的处理措施。

九、疗效判定标准

（一）疗效标准

治愈：肿块消失，临床症状消失。

好转：临床症状减轻，肿块缩小或稳定。

未愈：临床症状无改善，肿块未见缩小。

（二）附 WHO 制订的实体瘤疗效评定标准

完全缓解：可见的肿瘤病变完全消失，维持 4 周以上。

部分缓解：肿瘤病灶的最大直径及其最大的垂直横径的乘积缩小 50% 以上，其他病灶无增大，无新病灶出现，维持 4 周以上。

稳定或无变化：肿瘤病灶的两径乘积缩小不足 50%，或增大不超过 25%，无新病灶出现，维持 4 周以上。

第八章　乳腺癌

一、概述

中医有关乳腺癌的论述：中医学中的"乳石痈""妒乳""乳岩"与乳腺癌的临床表现类似。古代文献中对乳腺癌的论述很多，因其生于体表，故观察亦具体细致，同时提出了许多内服外治方药，但限于当时的历史条件，治疗多有困难，故常延至晚期溃烂。

二、病因病机

（一）中医病因病机

中医学文献中关于乳腺癌的病因及发病机制具体如下。

1. 外因

《诸病源候论》提到"有下于乳者，其经虚，为风寒气客之，则血涩结……无大热，但结核如石"，说明乳腺癌外来的致病因素为"风寒之气"。

2. 内因

忧郁思虑，情志内伤，精神刺激可诱发乳腺癌。许多中医文献提到乳腺癌是由于"肝郁气滞""郁结伤脾"等七情所伤，所愿不遂，引起的气血失调，脏腑功能紊乱，痰浊郁结于乳而见乳房肿块。乳癌的发生还与冲任（内分泌）失调、阴阳失衡有关，妇女的乳腺受冲任主宰，冲任又隶属于肝肾，若冲任失调，精血不足，则肝失于濡养，导致脾胃受损，痰浊内生，气滞痰凝，乳房结块，久坚成癌。另外，中医文献还提到年龄与此病发病有关，指出"此症多生于忧郁积忿中年妇女"（虞抟《医学正传》）。

外邪是发病条件，决定性因素是内因。如正气不足、七情内伤导致气血紊乱，冲任失调，脏腑功能失调，降低机体对癌细胞的监视和抵抗力，使癌细胞更易发生、发展，最后邪毒蕴内、气滞血瘀、痰浊交凝结滞于乳中而成乳腺癌。

（二）西医病因病理

乳腺肿瘤的发病原因目前不十分清楚，研究表明其发病与下列因素有关。

1. 家族与乳腺癌相关基因

有研究发现，如果其母亲在绝经前曾患双侧乳腺癌的妇女，自身患乳腺癌的危险性为一般妇女的 9 倍，而且乳腺癌患者第二代出现乳腺癌的平均年龄约比一般人提早 10 年。姐妹当中有患乳腺癌的女性，另一方患乳腺癌的危险性为常人的 3 倍。乳腺癌并不是直接遗传，而是一种"癌症素质"的遗传，乳腺癌患者的亲属并非一定患乳腺癌，只是比一般人患乳腺癌的可能性要大。

2. 生殖因素

乳腺受卵巢激素的调节。雌激素是乳腺发育的基本刺激素，亦是乳腺肿瘤发病的先决条件之一。乳腺癌的发生与多种生殖因素有密切的关系，如月经初潮年龄小、绝经年龄晚、月经周期短、未生育或第一胎足月妊娠年龄大、产次少、缺乏母乳喂养这些都是乳腺癌最主要的危险生殖因素。

3. 激素

内源性及外源性（雌激素替代疗法、口服避孕药）使乳腺癌的发病率增加。

4. 饮食

饮食中饱和脂肪酸、乙醇使乳腺癌的发病风险增加，而单链不饱和脂肪酸及纤维素使乳腺癌的发病风险降低。

5. 其他环境因素

乳腺是对电离辐射致癌活性较敏感的组织。大剂量的电离辐射及化疗药物使乳腺癌的发病率有所增加，40 岁以前适当的体育锻炼可以减小乳腺癌的患病风险。

（三）WHO 乳腺癌的病理分型

（1）浸润性导管癌（非特殊型）及其亚型。

（2）浸润性小叶癌。

（3）小管癌。

（4）浸润性筛状癌。

（5）髓样癌。

（6）黏液癌和分泌黏液癌。

（7）神经内分泌癌。

（8）浸润性乳头癌。

（9）浸润性微乳头状癌。

（10）化生性癌。

（11）炎性乳癌。

（12）其他罕见癌。

乳腺癌主要发生于乳腺管上皮细胞，向纵深及周围蔓延扩展，使皮肤、胸大肌筋膜及胸肌受侵而固定，并向区域淋巴结转移，在一定阶段出现血行播散，常转移到肺、骨、肝、胸膜、肾上腺、皮肤、脑、甲状腺等。

三、辨病

（一）症状及体征

过去乳腺癌的首发症状是乳房肿块，而钼靶影像检查的普及，使许多乳腺癌在其有临床症状表现之前即被发现。乳腺癌的症状多种多样。

1. 乳腺肿块

早期乳房内可触及蚕豆大小的肿块，较硬，可活动。一般无明显疼痛，少数有阵发性隐痛、钝痛或刺痛等症状。乳腺自查是发现早期乳腺癌的重要手段，在美国健康保险计划组织（HIP）的研究中，只有1/3的乳腺癌是由钼靶影像检查发现的，而75%的肿瘤是通过体检发现的。绝经前的自查以月经来潮以后的第9~11天为乳腺疾病检查的最佳时间。此时内分泌激素（主要是雌激素）对乳腺的影响最小，最易发现病变或异常。

2. 乳头溢液

溢液呈血性、浆液血性时应特别注意做进一步检查，最常见的是管内乳头状瘤、乳腺囊性增生和乳腺癌。

3. 乳腺肿瘤的皮肤改变

乳腺肿瘤的皮肤改变最常见的是皮肤粘连，典型的表现是"酒窝症"、皮肤浅表静脉怒张、皮肤发红、局部温度升高、皮肤水肿、橘皮样改变，晚期乳腺癌浸润皮肤可致皮肤溃疡。

4. 乳头和乳晕异常

乳腺癌乳头和乳晕异常常见乳头回缩凹陷、乳头糜烂（乳头湿疹样癌的典型症状）。

5. 乳房疼痛

部分早期乳腺癌患者虽然在乳房部尚未能够触摸到明确的肿块，但常有局部不适感，特别是绝经后女性，有时会感到一侧乳房轻度疼痛不适，或一侧肩背部发沉、酸胀不适，甚至牵及该侧上臂。

6. 区域淋巴结肿大

以同侧腋窝淋巴结肿大最多见。锁骨上淋巴结肿大者已属晚期。

乳腺癌是指发生于乳腺小叶和导管上皮的恶性肿瘤。乳腺癌的扩散途径如下。

（1）乳腺内扩散：呈单源性及多源性两种。

（2）乳腺外扩散：最常见的是侵犯皮肤、筋膜、胸大肌等邻近组织。中晚期乳腺癌除发生区域淋巴结转移外，癌细胞还可侵入血道，随血液循环至全身各器官，常见转移到肺、骨、胸膜、肾上腺、肾及脑等脏器。

Ⅰ期：原发肿瘤小于等于 2cm，淋巴结无转移。

Ⅱ期：原发肿瘤大于 2cm，有腋窝淋巴结转移，淋巴结活动。

Ⅲ期：原发肿瘤大于 5cm，有腋窝淋巴结转移，淋巴结固定。

Ⅳ期：原发肿瘤期任何大小锁骨上或锁骨下淋巴结转移，远处转移。

（二）辅助检查

1. X 射线检查

乳腺癌的影像学表现具体如下。

（1）肿块：X 线片表现为分叶状不规则块影，边缘不甚整齐，多数边有毛刺。小分叶、浸润和星芒状边缘为恶性的征象。

（2）钙化：良性钙化常比恶性的大；恶性钙化常较小，细小的多形性钙化（颗粒点状钙化）和线样或线样分支状钙化（铸形钙化）为高度恶性可能的表现形式。约 1/3 病例在肿块或其周围有微细沙粒状钙化，这是乳腺癌的特征之一。由于乳腺 X 线不易穿透年轻妇女较致密的乳腺且具有辐射作用，故适合 35 岁以上的非妊娠妇女，且两次检查的间隔时间不宜短于 6 个月。

（3）结构扭曲：是指正常结构被扭曲但无明确的肿块可见，包括从一点发出的放射状影和局灶性收缩，或者在实质的边缘扭曲。

（4）特殊征象及合并征象：非对称性管状结构、乳腺内淋巴结、球形不对称是乳腺癌的特殊征象。皮肤凹陷、乳头凹陷、皮肤增厚、小梁增粗、皮肤病变投照在乳腺组织中、腋窝淋巴结肿大、结构扭曲和钙化是合并征象。

2. 超声显像学检查

随着超声诊断技术的不断提高，越来越多的临床触诊不清的肿块被超声检查发现，其中乳腺癌占 9%~42%，诊断率已达 88.9%。相对于乳腺 X 线检查，超声显像的优点：无放射性损害，对年轻女性，尤其是妊娠期、哺乳期妇女更为适宜，而且能多次重复检查，便于筛查和随访，对囊性及实性肿块的鉴别意义大，超声对乳腺的层次显示清楚，病灶的定位较准确。彩色多普勒超声表现为：肿瘤内部及边缘多见丰富的粗大血流，典型的为由外穿入病灶，呈分支状。

3. MRI 检查

乳腺的 MRI 检查是一种无放射损伤的检查，软组织分辨率较高，不仅可以根据病灶的形态、轮廓来识别，还可以结合病灶与正常乳腺的信号差异及其动态增强方式来区分。

4. CT 检查

增强扫描能显示 X 线不能发现的病灶，但是其辐射量较大，会对肺及胸壁等软组织造成不必要的辐射。

5. 乳腺管内视镜检查

乳腺管内视镜检查临床适用于自发性乳头血性或浆液性溢液的患者，需与涂片细胞学检查相结合。

6. 细胞组织学检查

乳头溢液涂片及针吸细胞涂片检查，有助于病理诊断。切除组织活检是乳腺疾病诊断中最具有诊断意义的手段。

(三) 诊断要点

通过详细的病史询问及临床表现、辅助检查，绝大多数乳腺癌患者均能够明确诊断。

1. 西医诊断依据

根据临床表现及相关的辅助检查，不难做出乳腺癌的诊断，但早期诊断要通过详细的体检及各种检查综合判断才能准确做出。

2. 中医诊断依据

主要证候：乳房肿块、皮肤橘皮样改变、乳头内陷、乳头血性或浆液性溢液、乳房皮肤炎性改变等。早期也可无症状。

次要证候：乳房胀痛、刺痛或隐痛，常因情绪或劳累而加重，常伴月经不调；或心悸气短、神疲乏力、头晕失眠、面色苍白等。

3. 中医证候诊断

肝气郁结证：乳房肿块，两胁胀痛，胸闷不适，精神抑郁，心烦易怒，口苦咽干，舌质红或苔薄白，脉弦或弦滑。

冲任失调证：乳房肿块，胀痛，每于月经来潮前痛甚，腰酸腿软，烦劳体倦，或乳房肿块坚硬如石，不红不痛，与周围分界不清，两胁作胀，有时窜痛，月经不调，舌质红，苔薄黄，脉沉弦或弦细。

热毒蕴结证：乳房肿块增大，溃烂疼痛，血水淋漓，气味恶臭，面红目赤，头痛失眠，舌质红，无苔，脉数有力。

气血双亏、邪毒内陷证：乳癌晚期，肿块持续增大，延及胸腋及锁骨上下，甚则出现肝、肺、骨及脑转移，心悸气短，面色苍白，失眠盗汗，大便溏泄，小便清利，舌质淡，苔白腻，脉沉细无力。

四、类病辨别

（一）良性增生病

乳腺良性增生病是乳腺组织中常见的病变，多见于 30~50 岁女性，青春期及绝经后女性则少见。其病因主要与体内雌激素水平升高及雌、孕激素比例失调有关，在临床上主要表现为乳房疼痛。

（二）导管内乳头状瘤

导管内乳头状瘤是发生于乳腺导管内上皮的良性肿瘤。自发性乳头溢液是乳腺导管内乳头状瘤最常见和最主要的临床症状。

（三）分叶状肿瘤

分叶状肿瘤是一种少见的纤维上皮性肿瘤，在所有乳腺肿瘤中，其发病率不到1%，为乳腺良性瘤。

（四）恶性淋巴瘤

大多数乳腺恶性淋巴瘤为 B 细胞来源的非霍奇金淋巴瘤，主要为弥漫性B 细胞淋巴瘤和黏膜相关淋巴组织结外边缘区 B 细胞淋巴瘤。

（五）浆细胞性乳腺炎

浆细胞性乳腺炎是乳腺组织的化学性非细菌性炎性病变，炎性细胞以浆细胞为主，是哺乳障碍、乳房外伤、炎症、内分泌失调及乳房退行性变等各种原因引起的乳腺导管阻塞，导致乳管内脂性物质溢出管外，进入管周围组织而造成无菌性炎症。

（六）其他间叶组织来源肿瘤

其他间叶组织来源肿瘤是指来源于导管或小叶周围间叶组织的肿瘤，包括乳腺肉瘤、肌纤维母细胞瘤和乳腺颗粒细胞瘤等。

五、中医论治

(一) 中医治疗原则

中医治疗是在整体观念指导下的辨证论治，应该从对患者疾病、身体、心理、生活模式、健康饮食等一系列的特点进行调整与治疗，实现了从病到人、从身体到心理、从自我个体到家庭系统等与患者有关或影响患者整个身心系统的全面、整体、综合性的治疗，而不只是局限于癌症病灶本身。

(二) 分证论治

1. 肝气郁结证

证候：发病与精神刺激有关，乳房肿块胀痛，两胁作胀，心烦易怒，口苦咽干，头晕目眩，脉弦滑，舌苔薄白或薄黄。

辨证：肝郁不舒，气滞痰凝。

治法：疏肝解郁，软坚散结。

方药：柴胡、枳壳、川芎、香附、当归、白芍、郁金、制乳香、制没药、瓜蒌、山慈菇。

按语：乳房位于胸胁，为肝经所布，肝失疏泄则出现乳房胀痛、胁疼及肝郁不舒症状，肝郁脾虚，痰浊不化，气滞日久致成血瘀，结于乳中成块。柴胡、郁金、制乳香、制没药、枳壳、川芎、香附疏肝理气；当归、白芍养血柔肝；瓜蒌、山慈菇化痰消肿散结。

2. 冲任失调证

证候：除上型症状外，兼有月经失调，腰腿酸软，五心烦热，目涩，口干，脉细数无力，苔少有龟裂，舌质红等症状。

辨证：冲任失调，肝肾阴虚。

治法：调理冲任，滋补肝肾。

方药：香附、川楝子、当归、生熟地、白芍、川芎、女贞子、枸杞子、生山药、野菊花、瓜蒌。

按语：肝郁化火，灼伤阴液致肝肾阴虚，冲任失调。当归、生熟地、白芍、川芎、女贞子、枸杞子滋阴养血，补肾调经；香附、川楝子疏肝理气；生山药健脾；野菊、瓜蒌解毒散结。

3. 毒热蕴结证

证候：乳房肿块迅速增大，疼痛间或红肿，甚则溃烂翻花，污水恶臭，久则气血衰败，正气大亏，苍白贫血，消瘦乏力，或发热，心烦，口干，便秘，舌质暗红，舌苔黄白或黄厚腻，脉弦数或滑数。

辨证：瘀毒内结，正虚邪实。

治法：解毒化瘀，扶正祛邪。

方药：猫爪草、山慈菇、黄柏、栀子、丹皮、蜂房、蒲公英、全瓜蒌、生地黄、玄参、当归、芙蓉叶、生黄芪。

按语：乳腺癌晚期，病情发展呈现正虚邪实情况，治以扶正祛邪，一方面可用清热解毒，活血化瘀之品，促其内消；另一方面又要顾及元气及气血以扶正，特别是肿瘤破溃失血之后，常要使用补气养血的方药如生黄芪、生地黄、当归及归脾汤、香贝养荣汤、十全大补汤等。本方药以补气养血为主，佐以解毒散结以攻邪。

4. 气血双亏，邪毒内陷证

证候：除上型症状外，兼有头昏乏力，心悸气短，面色苍白，失眠盗汗，大便溏泄，小便清利，舌质淡，苔白腻，脉沉细无力。

辨证：气血两虚，邪毒内陷。

治法：益气养血，解毒散结。

方药：制香附、川贝、人参、茯苓、白术、熟地、当归、川芎、白芍、半枝莲、白花蛇舌草、穿山甲、甘草。

按语：病久脾气亏虚，气血生化乏源，致气血双亏，邪毒不去，邪毒内陷，故以八珍之人参、茯苓、白术、熟地、当归、川芎、白芍以益气养血；以半枝莲、白花蛇舌草、穿山甲以解毒散结。

（三）中医特色治疗

1. 专方专药

（1）乳安汤（云南省中医医院方）：炒柴胡、郁金、香附、白芍、赤芍、贝母、茯苓、陈皮、生地、川芎、当归、地鳖虫、桔梗、栀子、黄柏、甘草。本方主治肝郁气滞型乳癌患者。

（2）牛黄消肿汤（北京广安门医院方）：人工牛黄、制乳香、制没药、海龙、黄芪、山慈菇、香橼、夏枯草、三七粉、首乌、薏苡仁、紫花地丁、莪术、淫羊藿，研细末，水泛为丸，每次 3g，每日 2 次。本方主治正虚邪盛型乳腺癌患者。

（3）双甲二白汤（上海龙华医院方）：穿山甲、制鳖甲、夏枯草、海藻、望江南、野菊花、白花蛇舌草、白毛藤、紫丹参、全瓜蒌、牡蛎、昆布、怀山药、南沙参、王不留行、蜂房、桃仁、小金丸（吞）。本方主治正虚邪盛型乳腺癌患者和痰毒蕴结型乳腺癌患者。

2. 特色治疗

克痛散外敷治疗癌痛，对转移性皮肤肿瘤、乳腺癌等有软坚散结作用。方药组成：山慈菇、苦参、青黛、大黄、蒲公英、重楼、白及、防风、七叶一枝花、冬青叶。

3. 乳腺癌常用抗癌中草药

乳腺癌常用抗癌中草药有白英、蒲公英、龙葵、土茯苓、山慈菇、猪殃殃、天葵子、半枝莲、芙蓉花、白花蛇舌草、蛇莓、仙人掌、蜂房、斑蝥、山豆根、连翘、蚤休、紫草、夏枯草、青皮、枳实、泽兰、王不留行、皂角刺、穿山甲、蟹壳、天门冬、天花粉、川楝子、女叶、漏芦、土贝母、野葡萄根、生南星、生半夏、僵蚕、沙苑子、臭椿树根。

4. 抗乳腺癌成药

抗乳腺癌成药有犀黄丸、醒消丸、小金丹等；外敷肿物膏药有太乙膏、阳和解凝膏、麝香回阳膏、消化膏等；破溃可用黑倍膏、生肌玉红膏等。

六、西医及中西医结合治疗

近年来，综合治疗已成为乳腺癌治疗的发展方向。根据临床分期不同、辨证分型及患者全身情况制订治疗方案。当前，综合治疗仍以外科根治手术为主，结合放疗、化疗、中医药治疗等，以提高疗效。

乳腺癌手术切除有根治性手术及姑息性手术。近年扩大根治手术应用较少，因其破坏性大，患者自身免疫力降低，疗效并不理想。早期乳腺癌，患者自身的免疫功能尚好，单纯手术切除，治愈率较高；但如果根治手术后，加用足量化疗和放疗，降低了本身的抗癌能力，治愈率反而明显下降。

各期患者中西医结合综合治疗方案具体如下。

原位癌：单纯全乳腺切除手术。手术后只以中医药扶正治疗，提高机体免疫功能。

Ⅰ期：全乳腺切除手术及腋窝淋巴结清扫术，或乳腺癌根治手术。手术后可做放疗，并用中医药扶正祛邪治疗。

Ⅱ期：做根治手术。手术后可做放疗及化疗2年（化疗以噻替哌、环磷酰胺、癌抑散疗效较好），同时服用扶正中医药治疗，放疗、化疗结束后长期用中医药扶正祛邪相结合治疗。

Ⅲ期：Ⅲ期早期做根治手术，手术后胸骨旁、锁骨上放疗，手术后并用化疗2年，并酌情行预防性去势手术。Ⅲ期无手术适应证者，视情况可做全乳腺单纯切除。手术前、后放疗，手术前动脉插管化疗及手术后综合化疗，中医药以扶正为主，努力提高机体免疫性；或做治疗性去势。

Ⅳ期：病属晚期，为了减少肿瘤细胞数量，视情况考虑做单纯全乳腺切除，可做手术前及手术后放疗，转移灶及局部复发的姑息性放疗；综合性化疗及合并内分泌治疗；中医药以辨证施治为主，扶正与祛邪相结合。还可做去势治疗。如系激素依赖性患者，可长期使用激素维持治疗。

中医治疗乳腺癌的优势体现为以下3点。

（1）配合手术、放化疗，具有增效减毒、提高疗效的作用。运用中医药术前可以改善机体免疫功能，提高患者术前的应激能力，减少术后并发症的发生；术后能恢复机体免疫功能，重建和恢复机体内环境的稳定，消除残留癌细胞，巩固疗效，防止复发和转移。配合化疗可以增强机体对化疗的耐受性，恢复骨髓造血功能，减轻胃肠道反应等；同时能使化疗充分发挥抗癌效能，改善机体免疫状态，增强抗癌能力，抑制肿瘤转移，还能杀灭某些癌细胞。配合放疗可以起到局部增敏，提高放射疗效，防治放疗副反应，防止复发和转移，提高长期生存率的作用。

（2）缓解临床症状，控制复发和转移。通过中医药先攻后补、先补后攻或攻补兼施，扶正以祛邪，祛邪以安正的治疗原则，中晚期患者能够确切地改善临床症状，控制复发和转移，以及降低癌变的发生率。

（3）提高生存质量，延长生存期：中晚期乳腺癌运用中医药可以抑制肿瘤生长，改善临床症状，提高生存质量及延长生存期。

参考文献

[1] 陈锐深. 现代中医肿瘤学 [M]. 北京：人民卫生出版社，2003.

[2] 刘鲁明，杨宇飞. 肿瘤科中西药物手册 [M]. 北京：人民卫生出版社，2003.

[3] 孙桂芝. 孙桂芝实用中医肿瘤学 名家经典 [M]. 北京：中国中医药出版社，2009.

[4] 汤钊猷. 现代肿瘤学 [M]. 上海：复旦大学出版社，2011.

[5] 唐劲天，郭亚军，顾晋，等. 临床肿瘤学概论 [M]. 北京：清华大学出版社，2011.

[6] 王笑民. 实用中西医结合肿瘤内科学 [M]. 北京：中国中医药出版社，2014.

[7] 吴一龙，秦叔逵，马军. 中国临床肿瘤学进展 2015 [M]. 北京：人民卫生出版社，2015.

[8] 徐晓明. 癌症药膳良方 [M]. 北京：人民卫生出版社，2002.

[9] 于世英，胡国清. 肿瘤临床诊疗指南 [M]. 北京：科学出版社，2013.